LE SUCCÈS

DE

TOUTE OPÉRATION CHIRURGICALE

DÉPEND AUTANT DES SOINS QUI LA PRÉCÈDENT

ET DE CEUX QUI LA SUIVENT,

Que de l'Opération elle-même !

APPLICATION DE CE PRINCIPE

A LA GUÉRISON

DE LA CATARACTE;

PAR A. F. VALLIN,

Docteur en médecine de la Faculté de Paris, médecin du Bureau de Bienfaisance de Nantes, directeur de la maison de Santé de Beaulieu, membre résidant de la Société Royale Académique de la Loire-Inférieure, membre correspondant de la Société de Médecine de Paris, Bordeaux, Angers, la Rochelle, des départements d'Indre-et-Loire et de la Sarthe, de la Société des Sciences et Arts de Rennes, de la Société Royale des Sciences, Belles-Lettres et Arts d'Orléans.

« Il n'y a point de petits remèdes en médecine, le plus simple concourt toujours, pour sa part, à la guérison de la maladie la plus grave. »

PARIS,

GERMER BAILLIÈRE, RUE DE L'ÉCOLE-DE-MÉDECINE, N.° 17.

LONDRES, H. BAILLIÈRE, 219, REGENT-STREET.

BORDEAUX, CHAUMAS-GAYET, FOSSÉS-DU-CHAPEAU-ROUGE, 34.

MONTPELLIER, CHEZ CASTEL ET SEVALLE.

1843.

LE SUCCÈS
DE
TOUTE OPÉRATION CHIRURGICALE
DÉPEND AUTANT DES SOINS QUI LA PRÉCÈDENT

ET DE CEUX QUI LA SUIVENT,

Que de l'Opération elle-même!

APPLICATION DE CE PRINCIPE

A LA GUÉRISON
DE LA CATARACTE;

PAR A. F. VALLIN,

Docteur en médecine de la Faculté de Paris, médecin du Bureau de Bienfaisance de Nantes, directeur de la maison de Santé de Beaulieu, membre résidant de la Société Royale Académique de la Loire-Inférieure, membre correspondant de la Société de Médecine de Paris, Bordeaux, Angers, la Rochelle, des départements d'Indre-et-Loire et de la Sarthe, de la Société des Sciences et Arts de Rennes, de la Société Royale des Sciences, Belles-Lettres et Arts d'Orléans.

« Il n'y a point de petits remèdes en médecine, le plus simple concourt toujours, pour sa part, à la guérison de la maladie la plus grave. »

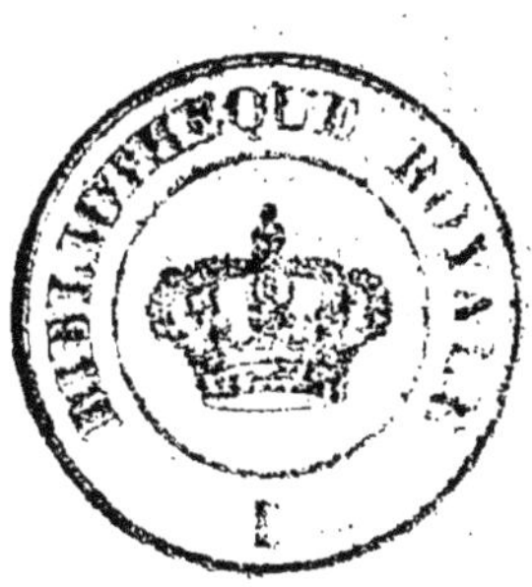

PARIS,

GERMER BAILLIÈRE, RUE DE L'ÉCOLE-DE-MÉDECINE, N.° 17.

LONDRES, H. BAILLIÈRE, 219, REGENT-STREET.

BORDEAUX, CHAUMAS-GAYET, FOSSÉS-DU-CHAPEAU-ROUGE, 34.

MONTPELLIER, CHEZ CASTEL ET SEVALLE.

1843.

Bien des médecins ont pu se convaincre que les opérations de cataracte les mieux faites, sont fréquemment celles qui ne sont pas suivies du rétablissement de la vision ; aussi, depuis longtemps a-t-on fait des recherches sur les causes de ces insuccès. Demours, Ware, Adams, se sont occupés de cette grave question pratique ; et, plus récemment, MM. Carron du Villards et le professeur Maunoir, de Genève, en ont fait aussi le sujet de leurs recherches. Mais ces ophthalmologistes distingués se sont surtout attachés à démontrer que ces causes de non-succès, dépendent du manuel de l'opération et du procédé suivi par l'opérateur. Le but que nous nous sommes proposé dans ce mémoire, est le même que celui de nos devanciers ; mais nous avons donné une autre direction à nos études pratiques, et peut-être sommes-nous arrivé à démontrer, après avoir dit quelques mots de la cataracte considérée comme affection locale, que les plus nombreuses causes d'insuccès résultent du peu d'attention que donnent beaucoup d'oculistes aux soins qui doivent précéder et suivre l'opération de la cataracte. A cet effet, nous donnons l'analyse des différentes opinions qui ont été publiées sur ce point intéressant de la médecine oculistique, tout en cherchant à en faire une juste appréciation, appuyée sur des faits pratiques, afin d'en mieux faire comprendre l'importance ; et si quelques généralités qui découlent de ce travail, trouvent leur application pour les opérations en général, nous aurons atteint notre but ; puissions-nous n'être pas resté au-dessous de cette tâche !

NANTES, IMPRIMERIE DE CAMILLE MELLINET.

MAI 1843.

DE LA GUÉRISON

DE LA CATARACTE.

Des oculistes peu versés dans l'art de guérir, se sont occupés exclusivement, dans les temps anciens, du traitement des maladies des yeux.

Presque étrangers aux autres parties de la médecine et de la chirurgie, ils ont laissé après eux beaucoup d'erreurs dont quelques-unes subsistent encore dans quelques écrits modernes, malgré les savants travaux publiés sur l'ophthalmologie par les médecins allemands, français et anglais. La médecine oculistique ne consiste pas, en effet, dans l'étude exclusive du globe de l'œil et à se borner à couvrir les yeux d'onguents et de collyres. Il faut chercher ailleurs que dans cet organe, qui n'est qu'un anneau de la grande chaîne de l'organisme, les causes des maladies dont il peut être atteint. Car il est étroitement lié aux autres parties du corps, il vit sous la dépendance de tous les autres appareils, et, sans cette dépendance, il cesserait de remplir ses fonctions. Aussi doit-on toujours consulter, dans le traitement des maladies des yeux, la constitution du malade, et surtout l'état de la circulation cérébrale et celui des organes digestifs, etc. etc.

D'ailleurs, si nous nous arrêtons un instant sur l'organisation si compliquée du globe oculaire, n'est-on pas d'abord frappé de son extrême développement chez le fœtus, en proportion des autres organes, et de son uniformité d'accroissement rapide avec le cerveau, dont il est en quelque sorte un appendice. Ses parties constituantes ne forment-elles pas une admirable structure, où se trouvent réunies à la fois des membranes muqueuses, séreuses et fibreuses, des muscles, des nerfs et des glandes; ce qui a fait dire que là était le résumé des autres organes du corps humain.

De même aussi, l'œil, comme l'a avancé Weller, peut être le siége de toutes les altérations de tissu qui affectent les autres parties.

Ses liaisons sont d'ailleurs tellement intimes avec les différents systèmes qui composent l'organisme, qu'il est bien difficile de concevoir que l'organe immédiat de la vision soit gravement affecté, sans que les autres systèmes en souffrent; par la même raison, les affections des autres organes impriment à l'œil des modifications particulières.

Il n'y a guère d'organe, a dit le docteur Sichel, dont les rapports avec le reste de l'économie soient plus intimes, plus multipliés, plus variés, et dans lequel les différentes modifications morbides de l'économie tout entière se réfléchissent plus promptement et plus distinctement.

En effet, n'existe-t-il pas des ophthalmies, des cataractes syphilitiques, scrophuleuses, catarrhales, etc., dont les caractères sont les mêmes que ceux observés sur les autres organes !

La cataracte n'est donc point une maladie purement locale, et la seule indication à remplir n'est pas de lever mécaniquement l'obstacle à la vision, comme l'ont écrit MM. Jules Cloquet en 1822 (1), et A. Dézémeris en 1834 (2). Cette opinion a eu le fâcheux résultat de jeter beaucoup d'indécision sur l'importance à donner à l'opération de la cataracte en elle-même, aux soins qui doivent la précéder, et à ceux qui la suivent.

Nous croyons donc utile de chercher à faire apprécier la valeur de ces différents moyens thérapeutiques, tout en faisant connaître notre opinion appuyée sur quelques observations tirées de notre pratique.

La plupart des ophthalmologistes considèrent l'opération de la cataracte comme le moyen le plus efficace à opposer à la cataracte confirmée. Aucun agent thérapeutique n'est susceptible, en effet, de rendre aussi promptement la vue à celui qui allait en être privé, ou qui languit depuis plusieurs années dans cette espèce de vie imparfaite et d'isolement où l'a plongé une des plus grandes infirmités, la cécité.

Depuis des siècles, la chirurgie oculaire lui doit ses plus beaux succès, et bien des malades, le bonheur d'avoir pu recouvrer la lumière. Aussi l'opération de la cataracte compte-t-elle de nombreux partisans ; on peut même avancer que, malgré les difficultés qu'elle présente et la dextérité qu'elle exige de la part de l'opérateur, il n'est aucune branche de la chirurgie où l'on se décide plus promptement à opérer.

---

(1) Dict. en 22 vol., page 384, art. cataracte ; 1822.
(2) Dict. ou répertoire général, page 528, art. cataracte ; 1834.

Il faut le dire aussi, dans aucune affection on ne voit les malades faire de plus vives instances près de leur médecin pour être débarrassés de leur infirmité.

Néanmoins, le médecin oculiste ne saurait être trop circonspect avant de céder au désir de son malade ; l'opération de la cataracte n'est pas d'ailleurs toujours suivie de succès, et peut faire perdre tout espoir de guérison. Aussi je ne partage point l'opinion des docteurs Cooper et Lucas, qui, s'appuyant sur ce que presque tous les auteurs admettent que la vue a été quelquefois rétablie dans les circonstances les plus désespérées, veulent que dans tous les cas incertains on tente l'opération, comme étant un moyen nullement violent et dangereux (1).

Lorsque la cataracte est confirmée, ont écrit bien des chirurgiens, rien ne peut la guérir que l'opération (2) ; c'est le seul moyen efficace auquel on doive avoir recours (3). Jusqu'à ce jour, dit Weller, on a reconnu l'impossibilité de guérir par le secours des médicaments une cataracte complétement formée (4). Les docteurs Sichel et Carron du Willards partagent cet avis. Enfin un oculiste, dans un ouvrage publié en 1841, va jusqu'à dire, que la guérison de la cataracte sans opération est une honteuse mystification (5). Certes, dans un bon nombre de cas, une opération chirurgicale peut rendre la vue aux malades affectés de cataracte, en levant l'obstacle qui s'oppose à l'introduction des rayons lumineux dans l'œil. Mais doit-on conclure de là que c'est le seul moyen à mettre en usage ? N'est-il pas plus rationnel d'admettre un traitement chirurgical et un traitement médical, ce dernier ayant pour objet de faire

---

(1) Cooper, son Dict., page 318. Lucas, Medical Observations and Enquiries, v. VJ, page 257.

(2) Sabatier, Méd. Opératoire, t. IV, page 108.

(3) Lawrence, Traité sur les Maladies des Yeux, traduit de l'Anglais par le docteur Billard, d'Angers, page 398.

(4) Weller, son Traité sur les Maladies des Yeux, t. 1.er, page 288.

(5) Furnari, Traité Pratique sur les Maladies des Yeux, page 248.

disparaître l'opacité du corps opaque placé dans l'axe visuel. C'est l'opinion de plusieurs médecins : Grœfe, Bénédict, Demours, Gondret, etc., ont rapporté en effet des exemples de guérison de cataractes confirmées, par l'emploi des médicaments externes et internes. On ne peut mettre en doute, d'un autre côté, la guérison de cataractes produites par une violence extérieure, dont M. Ware a vu plusieurs cas. Tenon rapporte dans ses mémoires que des cristallins ont été absorbés. Le professeur Laënnec et le docteur Renauldin ont fait la même remarque. Enfin M. Velpeau, dans sa médecine opératoire (1), se range de l'opinion des docteurs Rennes, P. Delmas et Manoury, qui ont vu la cataracte disparaître spontanément. D'ailleurs, ainsi que l'a fait observer le célèbre oculiste allemand Beer, une cataracte qui s'est formée brusquement, surtout chez les jeunes sujets, nécessite beaucoup de circonspection avant que d'entreprendre l'opération.

Il est donc rationnel de chercher à détruire d'abord les opacités de la lentille cristalline par un traitement approprié, sans pour cela se montrer l'apologiste de quelques hommes qui, abusant de la crédulité des malades timides, prétendent guérir toutes les cataractes sans opération.

Des ophthalmologistes distingués admettent cependant, qu'on peut traiter les cataractes capsulaires commençantes avec succès, par l'usage des remèdes internes et des topiques. De ce nombre sont Richeter, Beer et Weller ; mais ce dernier ajoute, qu'on ne peut guérir qu'au début de l'inflammation et lorsque celle-ci n'occupe qu'une partie de la capsule cristalline (2).

Le docteur Rognetta avance même qu'on a souvent pris des amblyopies légères pour des cataractes com-

---

(1) T. 1.er, page 687.
(2) Traité des Maladies des Yeux, t. 1.er, page 289.

mençantes, et que l'on a fait croire à la guérison de ces dernières, comme il a pu s'en assurer lui-même (1).

En présence d'opinions si différentes, professées par des hommes également recommandables, n'est-on pas fondé à penser que des chirurgiens ont donné beaucoup d'importance à l'opération de la cataracte en elle-même, parce qu'elle leur était familière, et qu'ils ont négligé les autres moyens thérapeutiques; oubliant peut-être les connexions intimes de l'œil avec tout l'organisme. Des médecins, par des motifs contraires, ont peut-être aussi poussé trop loin les avantages du traitement purement médical dans les maladies des yeux, même quand la cataracte était due à l'âge très-avancé du malade. Beaucoup de praticiens donneront cependant la préférence à l'opinion de ces derniers: car, après tout, il restera toujours au malade les chances de l'opération. On peut même dire plus: les chances de succès seront d'autant plus grandes, que ce traitement médical aura été suivi et bien dirigé pendant un temps suffisamment long.

Beer avait peu de confiance dans les médicaments pour guérir l'opacité du cristallin et de sa capsule; quoi qu'il en soit, alors même que la cataracte était très-avancée et tout à fait formée, ce chirurgien avait recours à leur usage, dans le but d'améliorer la santé et l'état de l'œil en général, ce qui disposait favorablement pour l'opération (2).

On ne saurait trop le répéter, l'opération de la cataracte, faite avec habileté et dextérité, n'est pas toujours suivie de la guérison; souvent des circonstances imprévues amènent des revers désespérants, quel que soit le procédé mis en usage.

On ne doit donc négliger aucune des circonstances susceptibles d'en assurer le succès, et il est d'autant plus rationnel de suivre l'exemple du savant médecin allemand

---

(1) Voyez son cours d'ophthalmologie, page 327.
(2) Lehre, etc., b. 11, page 333.

que nous venons de citer, que la plupart des moyens proposés pour le traitement de la cataracte sans opération, sont à peu-près les mêmes que ceux que prescrivent, comme nous le verrons bientôt, les bons chirurgiens avant d'opérer.

Il est déjà facile de pressentir que les soins qui précèdent l'opération, acquièrent une importance réelle par cela même qu'ils ne peuvent qu'exercer une influence favorable sur la constitution des malades cataractés. Cependant, beaucoup d'oculistes ont le tort de les négliger, d'autant plus, que le fait suivant ne peut échapper à tout médecin observateur : à savoir, que *la cataracte est presque toujours liée avec un état habituel de congestion vers le cerveau, et assez souvent avec un trouble dans les organes digestifs.*

La première indication est par conséquent de combattre ces symptômes morbides par une médication convenable, avant de pratiquer l'opération. Le tempérament du malade plus ou moins fort, son âge et les causes qui ont pu agir directement sur l'œil, doivent aussi préoccuper le chirurgien.

Il ne faut donc pas avoir seulement égard à la lésion du globe oculaire, mais encore à l'état de toute l'économie. J'ai en effet habituellement remarqué un certain trouble dans plusieurs fonctions importantes chez les malades menacés d'être privés de la lumière, et leur santé s'affaiblir graduellement avec leur vue.

L'étiologie de la cataracte peut laisser quelque chose à désirer, mais il est pour moi un fait bien avéré, c'est que la plupart des causes de cette maladie tendent à produire la pléthore cérébrale et l'inflammation des yeux.

Le docteur Sichel avait déjà fait la remarque, que les nombreuses affections de l'œil, organe doué d'une excitabilité nerveuse et vasculaire exquise, se montrent toujours sous la forme inflammatoire.

L'habitude de travaux sur des objets très-petits et à une lumière vive, comme le gaz qui échauffe beaucoup l'air, et surtout dans une position du corps telle, que le ventre est comprimé, détermine la formation de la cataracte, sans doute, parce que la pléthore cérébrale ou oculaire en est le résultat immédiat. L'insolation prolongée pendant que le corps est courbé vers la terre, comme chez les cultivateurs, produit la cataracte, de la même manière. Cette fâcheuse affection ne s'observe-t-elle pas le plus souvent dans la vieillesse, époque où il y a le plus de disposition à la congestion cérébrale et à l'apoplexie. Elle paraît aussi résulter le plus souvent, chez des sujets moins avancés en âge, d'une irritation, et quelquefois même les symptômes de l'inflammation de la membrane cristalline sont de la dernière évidence. Qu'une affection morale vive vienne s'emparer d'un sujet dans les dispositions qui précèdent, et bientôt le trouble des fonctions digestives accompagnera celui de la circulation. Or, comment se fait-il que quelques oculistes négligent toute médication avant d'opérer, sous le vain prétexte de ne point tourmenter leurs malades.

Quelquefois une légère congestion de sang se fait vers la tête; mais il n'y a pas, disent-ils, d'inflammation des yeux chez les cataractés, le traitement général et antiphlogistique est inutile.

Il n'y a pas d'inflammation! sans doute parce que l'on n'observe pas toujours de la rougeur et de la douleur, symptômes pathognomoniques de cet état morbide. Eh bien, dans la choroïdite par exemple, habitués que vous êtes à ne voir l'inflammation que là où elle se présente avec ses symptômes, un traitement antiphlogistique énergique ne vous paraît donc pas indiqué? Par conséquent, vous vous trouvez en opposition avec les praticiens les plus distingués, qui admettent que l'inflammation de la choroïde existe souvent à l'état latent.

Weller s'exprime ainsi (1): « Je suis convaincu, avec Ph. de Walther, qu'un grand nombre de cataractes sont dues à une phlegmasie du cristallin et de sa capsule,

---

(1) *Loco citato*, t. 1.er, page 281.

mais il n'est pas rare qu'elle passe inaperçue. » Faut-il donc pour cela n'employer aucun des moyens prescrits en pareil cas!

Pourquoi ne pas reconnaître aussi, avec plusieurs médecins, qu'il y a des yeux excessivement sensibles, enclins à des inflammations continuelles, disposition particulière que le docteur Sichel a si bien décrite sous le nom de Tempérament Oculaire, dénomination qu'elle a reçue de plusieurs auteurs (1). Quand, dis-je, on a affaire à ces yeux ordinairement saillants, dont la sclérotique offre une couleur bleuâtre, et la choroïde, ainsi que la face postérieure de l'iris, un dépôt abondant de piguement noir, où l'inflammation se développe facilement, sans que cet accident s'annonce par des phénomènes spéciaux, ne convient-il pas de saigner le malade, soit au bras, soit au pied, avant l'opération, pour rendre dans l'œil la circulation plus libre et plus uniforme. Les saignées générales ou locales sont aussi indiquées, si le développement de la cataracte s'est accompagné de céphalalgies, alors même qu'elles auraient cessé de subsister ; lorsque le malade offre cet état désigné par Ad. Schmitd sous le nom de peau vulnérable, que son visage est d'un rouge foncé (*gutta rosacea*), enfin s'il est d'un tempérament sanguin.

Le premier argument est encore moins spécieux : pourquoi craindre de tourmenter son malade par l'emploi d'une ou deux saignées, par l'application de quelques sangsues, ou bien par celle d'un vésicatoire derrière le cou, comme le conseillait Scarpa et comme le pratique le professeur Roux. Cette conduite n'est-elle pas plus sage, plutôt que d'exposer les malades à rester privés de la lumière, en négligeant ces précautions que quelques oculistes qualifient d'inutiles.

Bien d'autres soins doivent être cependant pris avant de pratiquer l'opération de la cataracte!

---

(1) Sichel, Traité des Maladies des Yeux, page 122.

Ainsi, après l'emploi des évacuations sanguines, si souvent indiquées avant l'opération, quel que soit le procédé adopté, il faut s'assurer si le malade ne serait point sous l'influence d'une diathèse scrophuleuse, syphilitique, rhumatismale, érysipélateuse ou goutteuse, et la combattre énergiquement par une médication appropriée. D'après la remarque de praticiens distingués, on dirait que ces affections spécifiques n'attendent que l'occasion d'une irritation pour manifester leur existence par une irruption souvent très-fâcheuse.

Si, dans ces circonstances, qui se présentent assez souvent, on fait l'opération sans avoir amélioré la santé du malade, il peut fort bien arriver que l'organe de la vue soit détruit avant que les médicaments généraux et spéciaux qui sont les mieux indiqués, aient assez modifié l'affection particulière de l'économie pour atteindre la maladie dont l'œil est affecté.

Le but du médecin oculiste, dit Weller à l'occasion du traitement des ophthalmies spécifiques (1), doit être de favoriser le transport de l'action morbide loin de l'œil, dans le cas même où il ne pourrait obtenir ce résultat qu'aux dépens d'un autre organe.

Le chirurgien prudent doit donc faire subir un traitement médical à tout malade qui paraît atteint de l'une des diathèses qui précèdent; autrement il surviendrait, contre son attente, une de ces inflammations spéciales qui, sans le concours d'autres causes, peuvent détruire la vue pour toujours. D'ailleurs, on ne saurait mettre en doute que, dans l'opération de la cataracte, n'importe le procédé, il y ait un effet traumatique qui, déterminant une inflammation dans un œil sain, peut, à plus forte raison, la développer dans un œil qui ne l'est pas.

Les sympathies de l'œil avec l'estomac sont trop étroites pour qu'on puisse aussi négliger impunément de se rendre compte de l'état des premières voies dans les

(1) *Loco citato*, t. 2, p. 118.

préparations qu'on doit faire subir au malade; et, toutes les fois qu'on aura lieu de soupçonner un embarras gastro-intestinal, on doit faire vomir, purger une ou deux fois, et mettre le malade, pendant quelques jours, à l'usage des boissons laxatives, surtout s'il y a habituellement de la constipation.

Celse, dans son ouvrage sur la cataracte, qu'il a si bien décrite, voulait que le malade suivît un régime très-modéré avant l'opération, qu'il ne bût que de l'eau pendant trois jours, et que, la veille du jour où il devait être opéré, il s'abstînt de tout aliment.

L'usage des liqueurs spiritueuses et celui des viandes ou des substances alimentaires riches en principes nutritifs, par conséquent susceptibles d'augmenter la plasticité du sang, ne doivent pas lui être permis pendant au moins quinze jours.

Chez les personnes nerveuses, hystériques, les antispasmodiques sont indiqués, les meilleurs praticiens ayant observé que les symptômes qui surviennent à la suite des opérations sur les yeux, sont beaucoup plus violents que dans les cas ordinaires.

Scarpa, qui n'attachait pas assez d'importance au traitement préparatoire, ne négligeait jamais cependant de prescrire aux personnes qui avaient l'estomac faible, et aux hypochondriaques, des bouillons succulents, des amers, etc.

Les irrégularités dans la circulation des viscères abdominaux sont très-propres à déterminer la congestion des vaisseaux de l'œil, par conséquent elles doivent fixer l'attention de l'opérateur.

Comme l'a observé le docteur Sichel, il existe une liaison intime entre la circulation oculaire et la circulation veineuse abdominale. Il sera donc utile d'examiner si les agens spéciaux n'ont point affecté fortement les centres de la circulation à sang noir, le foie, la rate, le ventricule droit du cœur, tels que les passions tristes, la colère, etc., et y porter remède avant toute tentative d'opération.

Il en devra être ainsi, s'il existe une menstruation irrégulière, ou une suppression du flux hémorroïdal, d'hémorragies nasales.

Immédiatement après la période, chez les personnes du sexe, on a remarqué que les phlegmasies de l'œil augmentaient d'intensité ; on ne devra pas dès lors opérer à cette époque.

Quelquefois la conjonctive est parcourue par des vaisseaux veineux hypertrophiés qu'il convient toujours d'exciser ou de faire disparaître quinze ou vingt jours avant l'opération, par un traitement résolutif, quel que soit le procédé dont on ait fait choix. Ces vaisseaux forment d'autres fois une petite tumeur vers le grand angle de l'œil, qui a reçu le nom de ptérygion, qu'on doit enlever avec l'instrument et cautériser avec un crayon de nitrate d'argent fondu, comme l'ont recommandé Forlenza et Carron du Willards (1). Les yeux peuvent présenter aussi une inflammation chronique de la conjonctive oculaire qui est occasionnée par la déviation de quelques cils ; on doit alors songer à faire disparaître cette complication. Quand la maladie est poussée au point de constituer un entropion, celui-ci doit être traité convenablement. La présence de cette dernière complication, comme l'ont observé plusieurs auteurs, est surtout très-funeste lorsqu'on pratique l'extraction : la paupière, qui se renverse, irrite le lambeau de la cornée, le soulève, s'y introduit, et empêche la réunion exacte, quand elle ne s'y oppose pas tout à fait. Ware, qui a rencontré bien des cas de cette nature, dit que ce serait commettre une imprudence fort grave que de tenter l'opération avant d'avoir guéri le renversement des paupières.

Quelque temps avant l'opération par abaissement ou par extraction, il est nécessaire d'instiller une ou deux gouttes d'extrait de belladone ou de jusquiame concentré entre les paupières, afin de dilater la pupille, et de ma-

---

(1) *Loco citato.*

nière à mettre la cataracte à découvert. Scarpa, Travers, Carron du Willards, regardent ce soin comme fort important. En effet, il laisse un vaste champ à l'aiguille à parcourir, et n'expose pas l'opérateur à blesser l'iris ; ou peut mieux attaquer le cristallin et satisfaire au précepte de déchirer sa capsule dans tous les sens.

Le docteur Rognetta fait faire des frictions de belladone autour de l'orbite, plusieurs jours avant l'opération, et attache un grand prix à ce moyen, surtout comme contre-stimulant et propre à prévenir une trop forte réaction (1). D'autres praticiens, au contraire, blâment à tort ce moyen. Ainsi Weller (2) et M. Roux ne conseillent l'usage de la belladone que dans les cas de myosis ou rétrécissement de la pupille. Le docteur Weller pense que, dans les cas ordinaires, la dilatation de la pupille pourrait, dans l'extraction, favoriser la sortie du corps vitré, et M. Roux rejette cet antispasmodique, parce que, selon lui, il irrite l'œil et le dispose à l'inflammation consécutive à l'opération.

Si le malade est porteur d'un ancien ulcère aux jambes, Benecdit et Weller ne pensent pas, avec quelques médecins, que ce soit un motif suffisant pour se dispenser d'opérer; seulement ils conseillent de ne faire aucune tentative pour le guérir avant l'opération.

Plusieurs ophthalmologistes insistent d'une manière particulière sur le soin de ne jamais essayer d'opérer les malades dans des habitations humides et mal exposées. Le choix de la saison à laquelle on se propose de faire l'opération de la cataracte n'est pas non plus à dédaigner; ainsi on ne doit que très-rarement pratiquer l'opération de la cataracte en hiver. Mais jamais on ne devra opérer lorsqu'il y aura de nombreuses ophthalmies, comme le conseillait le baron Dupuytren, qui attachait, dans beaucoup de ses opérations, une grande importance aux constitutions médicales régnantes.

---

(1) Rognetta, Cours d'Ophthalmologie, p. 328.
(2) Weller, *loco citato*, p. 327, t. 1er.

D'après tout ce qui précède, nous sommes conduit à conclure que c'est après avoir détruit et cherché à prévenir toutes les complications de la cataracte ; que le traitement médical aura échoué, tout en réduisant cette maladie à son plus grand état de simplicité possible ; qu'enfin tout ce qui entoure le malade est de nature à permettre de lui donner complétement les soins dont il aura besoin après l'opération ; c'est alors qu'on doit seulement se décider à opérer.

L'opération une fois décidée, et le jour fixé, devra-t-on la pratiquer sur les deux yeux dans la même séance ? C'est là encore une question qui a été vivement agitée.

Plusieurs chirurgiens pratiquent les deux opérations à quelques minutes d'intervalle, leur principal motif étant de rendre plutôt et plus complétement la vue au malade. Mais une chose digne de remarque, ce sont les mêmes médecins qui considèrent la cataracte comme une maladie purement locale, qui professent cette opinion. Ainsi MM. Jules Cloquet, A. Bérard et Dézémeris (1), auxquels nous avons fait le reproche, au commencement de ce mémoire, de ne voir, dans la guérison de cette affection, qu'une indication à remplir, celle de lever mécaniquement l'obstacle à la vision, veulent qu'on opère, à de rares exceptions près, les deux yeux le même jour.

Nous pensons, au contraire, avec Scarpa, Demours, Forlenza, qu'il est beaucoup plus rationnel de n'opérer d'abord qu'un seul œil, et de ne pratiquer la seconde opération, sur l'autre œil, qu'à quinze jours ou trois semaines de distance, époque où ordinairement l'on n'a plus à craindre que l'inflammation traumatique de l'œil le premier opéré puisse réagir sur son congénère. C'est d'ailleurs l'avis de M. Dupuytren, dont la pratique a mis hors de doute que, lorsque les deux yeux étant affectés de cataractes mûres, on les opère tous les deux le même

(1) *Loco citato.*

jour, l'inflammation est plus violente que quand on n'en opère qu'un seul; et, presque toujours, l'un des deux yeux se chargeant de cette inflammation, est perdu et sauve l'autre à ses dépens, comme l'a observé Weller, tandis qu'on peut les sauver plus facilement tous deux en les opérant successivement. Aussi était-il dans l'habitude de commencer par opérer l'œil le plus anciennement affecté, et de ne procéder à la seconde opération qu'après que le malade était complétement guéri de la première. Cette conduite, suivie depuis par le docteur Sanson, expose bien moins à l'inflammation, accident sans contredit le plus grave et le plus à redouter, parce qu'il vient souvent entraver la guérison et déterminer quelquefois la perte de l'œil.

Beer et Weller font remarquer que lorsqu'il y a lieu de craindre quelque complication locale ou générale, et qu'on opère d'un seul côté, on a l'autre œil pour ressource, si des accidents font échouer la première tentative. On peut, d'ailleurs, ajoutent-ils, dans l'intervalle des deux traitements, faire disparaître la complication générale dont l'influence ne s'est décelée qu'après la première opération (1).

Scarpa, qui avait aussi observé que les accidents sont moins fréquents après la seconde opération qu'après la première, se demande si cela tient à ce que le malade est plus tranquille lors d'une seconde opération, ou si alors les yeux sont habitués au contact des instruments. Ces plus grandes chances de succès pour l'opération du second œil, surtout quand celle-ci n'est faite que quinze jours après, trouvent mieux, selon nous, leur explication dans l'état général rendu beaucoup plus favorable par le traitement antiphlogistique ou autre, auquel on aura déjà soumis le malade.

Le praticien prudent ne s'exposera donc point à opérer les deux yeux dans le même jour, parce qu'il se pri-

(1) *Loco citato*, t. 1.er, p. 290.

verait par là de ces avantages, qui sont une garantie de plus pour sa réputation.

Lorsqu'un seul œil est cataracté, doit-on l'opérer ou attendre que l'autre le devienne? Les opinions sont encore divisées à ce sujet. Les uns conseillent l'opération, dans la crainte que l'œil affecté ne devienne plus tard amaurotique, et dans l'espoir d'arrêter la marche de la cataracte dans l'autre œil, lorsqu'elle commence à s'y développer.

Maître Jean, Saint-Ives, Wenzel, Weller et John Stevenson (1), pensent même qu'une cataracte commençante peut disparaître quelquefois en opérant de bonne heure l'autre œil atteint d'une cataracte confirmée. D'autres praticiens ne veulent pas opérer quand la vision se fait complétement dans l'un des yeux, l'inflammation qui se manifeste dans l'œil opéré pouvant se communiquer à celui qui est sain, en sorte que, si l'opération ne réussit pas, le malade peut devenir aveugle, comme on en cite plusieurs exemples, tandis qu'avant d'être opéré, un seul œil lui suffisait pour les besoins ordinaires de la vie.

Ces deux opinions n'étant pas l'une et l'autre suffisamment appuyées par la pratique, nous nous abstiendrons de poursuivre ces recherches, qui nous éloigneraient d'ailleurs de notre sujet.

Ici se termine ce que nous avions à dire de l'opération considérée comme moyen unique de guérir la cataracte, et sur l'importance à attacher au traitement médical qui doit toujours la précéder.

Mais l'opération une fois pratiquée, il y a beaucoup de choses à faire. Plusieurs médecins doivent, en effet, leurs succès bien plus aux soins consécutifs à l'opération, qu'à leur habileté manuelle.

Cependant les opérateurs n'accordent pas tous le même degré d'importance au traitement consécutif de la cata-

(1) *Edinburgh Medical and Surgical Journal*, n.° 1, 27 oct. 1823.

racte; la plupart diffèrent d'opinion sur la valeur réelle des soins qui le constituent, et sur leur mode d'application, comme nous allons en donner de nombreuses preuves.

Le traitement consécutif doit être réglé, en effet, sur le procédé opératoire qui aura été suivi, sur la constitution du malade, ses dispositions morbides, les causes qui ont fait naître la cataracte, le désordre de l'économie qui a pu influer sur sa formation; en un mot, tous les considérants qui ont servi à régler les soins qui précèdent l'opération, doivent encore servir ici de guide au chirurgien.

Immédiatement après l'opération, la plupart des malades veulent s'assurer s'ils peuvent voir les objets environnants. Ces tentatives sont toujours imprudentes, après l'extraction comme après l'abaissement, et ne doivent point être permises.

Cependant Beer, et après lui Weller, pensent qu'après l'opération par extraction, il est indispensable d'essayer si la vision est rétablie; mais qu'il n'en doit pas du tout être de même après l'opération par abaissement ou par réclinaison : car, ajoutent-ils, l'action des muscles de l'œil, dans les mouvements nécessaires pour regarder les corps à différentes distances, suffit pour faire remonter le cristallin derrière la pupille.

Pour le dire en passant, ces craintes de voir remonter le cristallin après l'opération par abaissement, sont très-exagérées : car l'ascension de la lentille cristalline est à peu près impossible toutes les fois que sa capsule et ses adhérences auront été suffisamment détruites, et un tout autre motif a fait insister sur cette précaution dans l'abaissement.

Partisans à peu près exclusifs de l'extraction, les chirurgiens que nous venons de citer savent fort bien qu'après l'opération pratiquée avec habileté suivant ce dernier procédé, l'œil opéré reste plus net, et que la vision paraît d'abord mieux rétablie que dans l'abaissement, la réclinaison et le broiement, où la vue est plus ou moins troublée ; en conséquence, l'opérateur est plus tenté de laisser voir son malade, quand le cristallin a été extrait de l'œil. Aussi, la plupart des oculistes sont-ils partisans de l'extraction, afin d'exploiter cette circonstance au profit de leur réputation du moment. Voici comment s'exprime Weller à ce sujet (1) : « La » raison particulière pour laquelle certains oculistes » donnent une préférence exclusive à l'extraction de la » cataracte, tient sans doute à ce que, pour peu que » l'opération réussisse, le malade, en cherchant à y voir, » s'assure par lui-même du succès, ce qui contribue » beaucoup à donner une haute opinion de l'opérateur. » D'ailleurs, celui-ci peut plus facilement attribuer l'in- » flammation consécutive qui détruit quelquefois com- » plétement la vue, à l'indocilité du malade dans le » cours du traitement qui suit l'opération. »

Le chirurgien prudent, non-seulement ne doit pas laisser l'œil qui vient d'être opéré soumis à l'impression d'une vive lumière, mais encore il ne doit point permettre au malade de regarder certains objets, fussent-ils mêmes d'une grande dimension et peu éclairés.

Cette indication, toute pratique, repose sur le fait anatomique et physiologique suivant :

Le cristallin est, comme on le sait, un corps transparent lenticulaire destiné, dans son état normal, à réfracter les rayons lumineux au fond de l'œil sur la rétine, pour y porter l'impression des objets. Or, dans la cataracte, le cristallin étant devenu opaque, la lumière ne peut plus le traverser et arriver dans l'œil. Mais, aussitôt après l'opération, ce corps ne se trouvant plus au devant de l'axe visuel, des rayons de lumière frappent subitement la membrane rétine, et cette impression est d'autant plus vive, que cet organe essentiel de la vision aura conservé toute sa sensibilité et perdu depuis longtemps l'ha-

(1) *Loco citato*, t. 1.er, p. 340.

bitude d'être soumis à cet agent. Le premier soin consécutif après l'opération, est donc de ne présenter aucun objet au malade pour qu'il le regarde, comme le font quelques oculistes, car c'est exposer l'œil à être atteint d'une forte inflammation ou à devenir amaurotique, c'est compromettre gravement le succès. D'ailleurs il n'est pas toujours au pouvoir du chirurgien de soustraire l'œil opéré à l'action prolongée de la lumière.

Ainsi, lorsqu'il aura fait choix de l'extraction, l'incision de la cornée une fois terminée, et le cristallin extrait de l'œil, l'opérateur doit, avant de procéder au pansement, s'assurer si l'iris est bien à sa place, et si cette membrane ne s'est point engagée à travers les lèvres de la plaie de la cornée, si celles-ci sont bien affrontées. Il doit encore voir si quelques cils, ployés en dedans ou détachés, ne se seraient pas introduits entre les paupières et le globe de l'œil, s'il existe des fragments du cristallin à extraire, quelques adhérences de sa capsule avec l'iris à détruire. Enfin l'opérateur devra abaisser la paupière inférieure et l'attirer légèrement en avant, pour que son bord libre n'aille pas soulever les lambeaux de la cornée et empêcher leur cicatrisation, et quelquefois la tenir abaissée par une bandelette agglutinative. Ajoutez à cela l'introduction de plusieurs instruments dans l'œil, et on comprendra que cet organe, ainsi fatigué, ne doit point être plus longtemps exposé à la lumière, pour s'assurer d'un succès momentané par des expériences, toujours dangereuses, puisqu'elles peuvent compromettre la guérison, ou au moins inutiles, puisqu'elles ne changent rien à l'état du malade.

Si quelques accidents surviennent pendant ou immédiatement après l'opération, ce qui arrive assez fréquemment dans la méthode par extraction, il y aura encore plus à redouter l'exposition prolongée de l'œil à la la lumière.

Par exemple, si l'iris, immédiatement après la sortie du cristallin, vient s'engager entre les lèvres de la plaie de la cornée, il faut, pour réduire la hernie de cette membrane, un temps plus ou moins long, pendant lequel le globe oculaire est sous l'influence morbifique des rayons lumineux.

Il y a plus, Beer et beaucoup de chirurgiens conseillent dans ce cas, après avoir abaissé la paupière supérieure qu'on aura frictionnée vivement, de faire pénétrer subitement dans l'œil, en la relevant tout à coup, une lumière assez vive pour déterminer la contraction de l'iris. En un mot, plus l'opération aura été longue, plus longtemps l'œil opéré aura été exposé à l'impression dangereuse des rayons lumineux, et plus aussi on devra craindre, l'opération une fois achevée, de le soumettre de nouveau à l'influence de cet agent.

Le pansement après l'opération de la cataracte, quel que soit le procédé opératoire mis en usage, a beaucoup d'importance: car, s'il est mal fait, il peut être un obstacle de plus au succès, surtout dans l'extraction, où il a pour principal objet d'obtenir une prompte et complète réunion par première intention des lambeaux de la cornée.

Quoi qu'il en soit, il n'est pas encore aujourd'hui établi sur des règles fixes, et presque chaque chirurgien à son mode de pansement particulier. Celse conseille d'appliquer sur l'œil qui vient d'être opéré, de la laine douce recouverte de blanc d'œuf, et, par-dessus, des compresses trempées dans une décoction propre à prévenir l'inflammation. Ware remplaçait la laine par un bourdonnet de charpie imprégné d'eau alcoolisée, et couvert de cérat de blanc de baleine ou de Saturne, qu'on changeait tous les jours.

Quelques chirurgiens placent sur l'œil un plumasseau de charpie, ou bien, comme M. Carron du Willards, un gâteau de coton cardé par-dessus une compresse fenêtrée.

Wenzel recouvrait tout l'œil d'un emplâtre de diachylon.

Weller et avec lui plusieurs autres médecins allemands insistent beaucoup sur la nécessité de tenir les paupières fermées avec des bandelettes agglutinatives qui s'étendent sur la joue et sur le front, parce que, disent-ils, c'est le meilleur moyen d'assurer le repos de l'œil (1).

Mais, ce dernier mode de pansement à le grave inconvénient d'empêcher les fomentations d'eau froide, moyen héroïque quand aucune affection rhumatismale ou arthritique ne s'oppose à son usage. Weller, qui reconnaît lui-même les grands avantages des applications d'eau froide, conseille, avant d'y avoir recours, d'enlever les bandelettes pour les réappliquer, opération dangereuse dont le moindre inconvénient est de soulever douloureusement les paupières et d'en arracher les cils.

Il sera donc beaucoup plus rationnel, dans la généralité des cas, d'appliquer tout d'abord sur l'œil une compresse fine imbibée d'eau froide ou d'une infusion un peu forte d'aconit napel que vient de conseiller M. Maunoir de Genève (1), et qui sera renouvelée incessamment. Ce pansement très-simple est préférable à tout autre, parce qu'il n'établit aucune pression sur l'œil, et qu'il n'empêche pas l'écoulement des larmes par l'agglutination des bords des paupières, auquel il s'oppose au lieu de le favoriser, comme les bandelettes de taffetas gommé ou de diachylon, le tamponnement de l'orbite par la charpie, qui échauffe l'œil et le comprime, si le bandeau qu'on est dans l'habitude de placer sur les deux yeux est tant soit peu serré.

Ware regarde la manière dont on applique ce petit bandage comme importante: car, fait-il judicieusement observer, s'il est trop lâche, il peut glisser, et par conséquent comprimer l'œil inégalement et d'une manière nuisible; et, s'il est trop serré, cela excitera de la douleur et de l'inflammation, et pourra en faire sortir l'humeur vitrée. Le pansement à plat et sans bourdonnet de charpie ou de coton sur l'œil, doit donc être préféré.

Malheureusement, selon Weller et plusieurs chirur-

---

(1) Weller, *loco citato*, t. 1.er, page 334.

(1) Journal de Médecine de Bordeaux, n.o d'octobre page 196.

giens, après l'opération par extraction, on ne peut pas employer immédiatement, comme après l'opération par abaissement, les applications d'eau froide; ce n'est que vers le troisième ou quatrième jour, époque où la cicatrisation de la cornée est complète, qu'on peut en faire usage, et lorsque déjà l'inflammation s'est emparée de l'œil; aussi cette circonstance, ajoutée à beaucoup d'autres, rend les accidents inflammatoires bien plus à redouter dans le traitement de la cataracte par l'extraction. Dans les cataractes qui sont liées à un état arthritique ou rhumatismal, quel que soit le procédé opératoire adopté, on doit placer sur l'œil une compresse imbibée d'eau tiède, où l'on aura fait entrer une certaine quantité d'acétate de plomb, qui remplace le répercussif énergique qu'on trouve ordinairement dans l'eau froide.

Quelques chirurgiens se bornent, dans ces cas, à appliquer un linge double bien sec; mais, comme il est susceptible de se mouiller par les larmes, et par l'humeur aqueuse, lorsque le cristallin, au lieu d'être déplacé, a été extrait de l'œil, on doit le changer plusieurs fois par jour, en ayant soin, comme le recommande généralement Beer, que la compresse soit bien sèche et bien chaude.

Le pansement terminé, et le malade ayant été opéré assis, comme le pratiquent la plupart des chirurgiens, il faut éviter avec le plus grand soin de lui imprimer aucune secousse, soit en le faisant déshabiller, soit en le couchant. Le malade devra lui-même s'abstenir de tout mouvement brusque, et ne point porter le corps en avant ni se baisser. Quelques praticiens le font même porter dans son lit; mais cette précaution ne peut être prise avec avantage que chez les jeunes sujets. Le malade sera couché dans tous les cas sur le dos, la tête peu relevée après l'extraction, pour éviter la sortie de l'iris et de l'humeur vitrée, mais pas trop basse pour prévenir la congestion cérébrale et oculaire; beaucoup plus relevée après l'abaissement, pour éviter le replacement du cristallin. Le docteur Jallat, qui a noté l'ouvrage de Weller, recommande dans ce dernier cas la position assise pendant les premières 24 heures après l'opération (1).

La chambre du malade sera très-peu éclairée, pour soustraire plus sûrement les yeux au contact de la lumière; mais on s'abstiendra, dans le même but, d'entourer son lit de rideaux épais, comme c'est assez l'usage dans les hôpitaux, pour éviter de maintenir l'opéré dans une atmosphère trop chaude qui le disposerait aux congestions vers la tête, et aussi pour que l'air qu'il respire soit souvent renouvelé, tout en le mettant à l'abri des courants d'air. Une condition très-importante de succès, c'est la tranquillité absolue du globe de l'œil et des paupières, qu'on ne pourrait trop recommander. Le malade doit éviter soigneusement toute compression et tout mouvement des paupières et de l'œil; à cet effet, on lui conseille de tenir ses paupières rapprochées sans effort, comme elles le sont dans un sommeil doux et tranquille. Mais ce n'est pas tout de recommander au malade le repos absolu du corps, il faut encore l'entretenir dans de bonnes dispositions morales, et lui faire comprendre comment il doit se comporter, et les motifs de ces précautions. Il est aussi très-utile que les parents de l'opéré et le garde-malade, du choix duquel on ne saurait se montrer trop difficile, sachent bien qu'il faut apporter la plus grande exactitude dans les prescriptions, que la moindre négligence dans leur exécution enlève au médecin toute responsabilité, et qu'alors on doit renoncer au succès, qu'on peut faire espérer, mais ne jamais promettre d'une manière absolue. Alors l'opérateur s'étant fait une position franche bien déterminée, et considérant d'ailleurs l'opération de la cataracte comme une affection traumatique de l'œil qui doit être traitée comme telle, ne s'exposera point, par des hésitations et par des demi-moyens, à voir se développer l'inflammation, accident le plus à craindre, quel que soit la méthode d'opérer qu'on ait suivie.

---

(1) Weller, *loco citato*, t. 1.er, page 310.

Je me suis toujours bien trouvé de saigner du bras le malade, la veille au soir de l'opération, fût-il âgé et d'un tempérament peu sanguin. Quelques heures après l'opération ; s'il existe une réaction assez marquée, et accompagnée d'un mouvement fébrile, je n'hésite pas à rouvrir la saignée et à tirer de 150 à 250 gram. de sang.

Le docteur Sanson conseille de pratiquer une saignée du pied, deux heures après l'opération ; je ne saurais trop recommander ce moyen que j'omets, ajoute ce chirurgien distingué, que sur les sujets très-faibles et très-vieux, et dont j'ai toujours retiré les meilleurs effets (1). M. Maunoir insiste beaucoup sur les opiacés, toutes les fois que l'opération a été laborieuse ; ainsi, il fait prendre une potion avec le laudanum à haute dose par cuillerée à bouche jusqu'à ce que le sommeil soit établi (2).

Le vomissement peut survenir après l'opération par abaissement ou par extraction.

Quelques chirurgiens l'attribuent, avec Beer, à une déchirure ou à une contusion des nerfs ciliaires, de l'iris ou de la rétine ; les antispasmodiques réussissent ordinairement ; mais, quand ils sont rejetés dans les vomissements, Scarpa conseille un lavement avec une décoction de camomille et 5 ou 10 centigrammes d'opium.

Si l'inflammation a déjà fait des progrès, on doit insister sur le traitement antiphlogistique ; c'est alors que des sinapismes appliqués sur l'épigastre peuvent être utiles. Ce dérangement nerveux, de même que de fortes migraines, certain tremblement, une sensation de froid par tout le corps, etc., ne se manifestent guère d'ailleurs que chez les personnes douées d'une sensibilité générale exquise et chez les hypochondriaques.

L'application des compresses imbibées d'eau fraîche très-fréquemment renouvelées, peut-être faite avec avan-

---

(1) Dictionnaire de Médecine et de Chirurgie Pratique, t. 5, page 80.
(2) *Loco citato.*

tage sur les deux yeux, quoiqu'il n'y ait qu'un œil d'opéré, et doit être continuée le jour et pendant la nuit. Puis on prescrira l'abstinence des aliments et l'usage des boissons délayantes. Le lendemain, on se trouvera bien de faire prendre au malade un léger purgatif, tel que du sulfate de soude ou de magnésie, et on continuera l'emploi des moyens déjà indiqués.

Dès le second jour, les malades opérés par abaissement ressentent une légère cuisson dans l'œil, produite par la présence des larmes qui ne peuvent pas s'écouler par les canaux lacrymaux, obstrués par un mucus épaissi. Chez ceux qui ont été opérés par extraction, il existe, dès le premier jour; de légères sensations pongitives dans l'œil, et quelques phénomènes lumineux passagers qui sont entretenus chez les sujets nerveux par l'écoulement de l'humeur aqueuse. On conçoit d'ailleurs que ces phénomènes morbides seront d'autant plus intenses, que le mode de pansement aura été plus vicieux, puisque la présence, soit d'un bourdonnet de charpie ou des bandelettes de taffetas gommé, favorise singulièrement l'agglutination des paupières. Pour y remédier, il sera indispensable de les détacher l'une de l'autre, en les lavant légèrement avec une éponge fine imbibée d'eau de guimauve tiède, ce qui oblige à réappliquer les bandelettes dès le second jour de l'opération, si on veut persister dans l'emploi de ce moyen, comme le font plusieurs ophthalmologistes allemands.

Doit-on ouvrir l'œil opéré chaque jour, pour s'assurer de son état, comme le veulent quelques chirurgiens ?

Les avis sont partagés sur ce point de pratique important. Les uns pensent qu'on doit examiner l'œil chaque jour : car, selon eux, il arrive souvent, qu'alors même qu'aucune inflammation ne s'y développe, les malades se plaignent de ressentir une douleur telle, que si l'on s'en rapportait à leur dire, on serait conduit à mettre en usage des moyens très-énergiques, et il arrive encore assez souvent qu'ils ne se plaignent d'aucune douleur, ni à l'œil ni à la tête, et que cependant leur conjonctive, rouge et gonflée, est déjà le siége d'une inflammation forte (1).

Beer, Ware, Weller et Cooper ne jugent pas, au contraire, convenable d'ouvrir l'œil avant le cinquième ou sixième jour après l'opération par extraction, non-seulement dans la crainte que la lumière n'agisse comme stimulant, et n'augmente l'ophthalmie, mais encore pour ne pas s'exposer à déplacer le lambeau de la cornée qui n'est réunie et fermée assez souvent que le quatrième jour (2).

Il faut, ajoutent-ils, qu'il y ait deux ou trois jours que l'humeur aqueuse ait entièrement cessé de couler, pour procéder à cet examen, ce dont on est averti par l'absence des picotements et de la douleur brûlante que le malade accuse dans l'œil.

Après l'opération par abaissement, dit Weller, c'est du troisième au quatrième jour qu'on peut seulement ouvrir l'œil opéré. Beaucoup de médecins, fait-il observer, lèvent l'appareil peu de temps après l'opération, pour entr'ouvrir les paupières, et le réappliquent ensuite; s'il ne survient pas de symptômes qui réclament impérieusement cet examen, je ne vois nullement son utilité : il ne peut être nuisible que dans tous les autres cas. Je laisse l'appareil sans y toucher pendant *huit jours et même dix jours* après l'opération. (3)

Ces opinions si différentes nous paraissent empreintes d'exagération des deux côtés : car, d'une part, le traitement qu'on fait subir au malade qui vient d'être opéré de la cataracte ne différant que très-peu de celui qu'on emploierait si l'inflammation existait déjà, pourquoi l'opérateur se hâterait-il de s'assurer de l'état de l'œil. Il est d'ailleurs rationnel de ne pas attendre plus longtemps pour faire cet examen avec toutes les précautions convenables, que la fin du second jour pour l'o-

(1) Sanson, *loco citato*, page 80.

(2) Weller, *loco citato*, t. 1.er, p. 320. ; Cooper, son Dict., art. cataracte.

(3) Weller, t. 1.er, p. 321.

pération par abaissement, et celle du troisième jour pour l'opération par extraction.

A cette époque, il sera encore temps de combattre efficacement l'inflammation, si elle avait déjà dépassé le degré modéré qui est toujours nécessaire pour la réunion de la plaie de la cornée après l'extraction.

Toutefois, nous trouvons indispensable que l'opérateur fasse lui-même, chaque jour, quelques lotions émollientes avec une éponge fine sur l'œil opéré, surtout vers son grand angle, pour favoriser l'écoulement des larmes; à notre avis, il devra aussi écarter faiblement les paupières, assez pour s'assurer si elles sont agglutinées, mais pas assez pour voir le globe de l'œil. Cette petite opération peut, du reste, fort bien se faire à une très-faible lumière, le médecin étant habitué, après quelques instants, à l'obscurité qui environne son malade.

Alors il peut s'apercevoir, presque autant par le toucher que par la vue, si les paupières sont gonflées et si ce phénomène coïncide avec une sensation de pression sur l'œil et une céphalalgie obtuse, qui sont les premiers signes d'une ophthalmie traumatique un peu intense.

Le tact du chirurgien et sa pénétration le mettront d'ailleurs bientôt à même de s'assurer si l'œil opéré est menacé d'une de ces inflammations vives qu'on ne parvient pas toujours à arrêter avant qu'elles aient détruit sa transparence.

Dans le cas où il se croira fondé à porter un pronostic aussi défavorable, le traitement approprié le plus énergique sera franchement mis en usage; mais il ne faut pas attendre que l'inflammation prenne un certain développement, parce qu'alors il est toujours trop tard pour la combattre.

La lumière sera plus que jamais modérée dans la chambre du malade, on aura recours aux saignées générales faites coup sur coup, à celles de la veine jugulaire, de l'artère temporale, à des applications de sangsues derrière les oreilles, aux ventouses scarifiées, aux fomentations d'eau froide, si déjà on avait cessé leur usage, aux antispasmodiques, enfin à tous les moyens applicables aux phlegmasies oculaires violentes, surtout si la première période de l'inflammation a été très-aiguë et a succédé promptement à l'opération.

Malgré l'emploi de ces moyens dès le début de ce fâcheux accident, l'ophthalmie interne, écueil si difficile à éviter après l'opération de la cataracte, fait souvent des progrès rapides; l'iris devient pâle, décoloré; des exsudations de substance plastique se font dans les chambres de l'œil et dans le champ de la pupille, qui est très-resserré, et quelquefois sans que le malade éprouve de douleur vive.

Mais, d'autres fois, on est assez heureux pour entraver la marche de l'inflammation et prévenir l'oblitération de la pupille, qui doit laisser peu d'espoir de guérison lorsqu'elle existe.

A cet effet, surtout dans la saison chaude, l'application du froid, à l'aide de petites vessies remplies de glace concassée que l'on pose sur l'œil et sur les parties voisines, est plus sûr et plus efficace.

Dans l'opération par extraction, si une forte inflammation de l'œil précède la cicatrisation de la plaie de la cornée, comme cela peut arriver, je ne pense pas qu'on ne doive recourir à ce répercussif énergique, comme le conseille Weller, qu'après le troisième jour, époque où le travail de cicatrice est assez avancé et l'inflammation encore peu développée (1). Il convient beaucoup mieux de l'employer immédiatement après les premiers signes de congestion vers la tête et de l'ophthalmie; seulement on aura le soin d'appliquer les compresses imbibées d'eau froide ou les petites vessies remplies de glace, au voisinage de l'œil opéré, pour préserver celui-ci de toute pression et d'une trop grande humidité qui pourrait nuire à la cicatrisation de la cornée.

---

(1) Weller, *loco citato*, t. 1.er, p. 244.

Les évacuations sanguines qui seront employées en même temps, et proportionnées à l'intensité de l'inflammation et à la constitution du malade, ne doivent point être considérées simplement ici comme un moyen destiné à affaiblir l'action vasculaire de l'organe enflammé: car on ne doit point oublier que nous ne pouvons admettre que la cataracte soit une affection locale; mais, indépendamment de leur effet direct sur l'œil, elles en produisent un général qui s'étend sur tout l'individu malade.

Les purgatifs salins viendront aussi seconder l'effet débilitant des antiphlogistiques, de même que les bains de pieds sinapisés et quelques autres révulsifs à la peau. Si on n'a pas, par exemple, eu le soin d'entretenir un vésicatoire derrière le cou, on placera entre les deux épaules un emplâtre de ciguë avec addition de mouches cantharides; dans le cas contraire, on se contenterait d'activer le vésicatoire.

Lorsque l'ophthalmie traumatique a atteint sa seconde période, il est bien de substituer aux fomentations froides, ou à l'application de la glace, l'usage de l'extrait de belladone en frictions autour de l'orbite et sur les paupières.

Le docteur Rognetta considère ce dernier moyen comme ayant une action dynamique sur le globe de l'œil, et comme un puissant auxiliaire de la saignée. Saunders, après l'opération de la cataracte congéniale, applique la belladone sur l'œil opéré, afin de tenir constamment la pupille dilatée jusqu'à ce que l'inflammation soit passée, et d'empêcher ainsi le contour de la pupille de contracter des adhérences vicieuses avec l'ouverture faite à la capsule cristalline. Les médecins allemands sont dans l'usage d'ajouter à l'extrait de belladone partie égale d'onguent mercuriel double. Cette pommade en frictions paraît avoir quelques bons effets pour favoriser l'absorption du cristallin de sa membrane des exsudations plastiques qui peuvent venir obstruer le champ de la pupille, et même empêcher la formation de ces exsudations. Les mercuriaux, pris à l'intérieur, sont aussi très-avantageux. Cette médication, entre les mains de M. Sichel, produit les meilleurs résultats.

Cet ophthalmologiste distingué, indépendamment des frictions mercurielles faites avec l'onguent napolitain, de quatre à huit fois par jour, à la dose de six décigrammes chacune, administre le calomélas, à doses fractionnées.

Ainsi il fait prendre au malade le proto-chlorure, à la dose de 2 décigrammes et tout au plus de 3 décigrammes, son intention n'étant point de produire un effet purgatif, mais bien de faire agir ce médicament comme dissolvant ou appauvrissant du sang, du moment où il est porté dans le torrent de la circulation. Le même médecin conseille d'associer à chaque dose 5 ou 10 centigrammes de magnésie calcinée, pour empêcher la décomposition du sang par les sucs gastriques. Chez les individus dont la muqueuse est très-sensible, il y ajoute quelque peu d'opium, puis il fait suivre une diète sévère, et prendre les plus grands soins pour éviter le refroidissement et la salivation.

Toute discussion sur cette théorie et la valeur réelle de cette médication, ressortirait de notre sujet; mais je puis dire que ces mêmes moyens, précédés de l'emploi des antiphlogistiques, qui doivent toujours faire la base du traitement de l'ophthalmie traumatique, de celui des purgatifs et des révulsifs, m'ont réussi dans les observations qui servent de base à ce mémoire, toutes les fois qu'ils ont été secondés par le repos complet de l'œil et du corps, l'absence de toute lumière vive et d'un régime convenable.

Le régime bien entendu est, en effet, d'une grande utilité, et son influence sur l'organe de la vue est extrêmement grande.

Will Roweley rapporte l'exemple d'une faute qui, cependant, fut suivie de succès. Par négligence, on laissa presque mourir de faim une malade qui venait d'être opérée; les yeux n'en éprouvèrent pas le moindre accident; au contraire, Roweley assure n'avoir jamais vu d'opération réussir aussi complétement que celle-là (1).

Lorsque l'inflammation a diminué sous l'influence des moyens dont nous venons de parler, on doit se relâcher sur le régime sévère suivi pendant les huit ou dix premiers jours, surtout, comme l'observe Scarpa, chez les personnes faibles, celles qui sont sujettes aux convulsions, et les vieillards, parce que, chez eux, une diète trop prolongée peut réveiller et augmenter les symptômes nerveux.

Le coucher sur le dos, dans une immobilité à peu près complète et pendant le même temps, est très-pénible à quelques malades, qui s'en pleignent vivement. Aussi arrive-t-il assez souvent que le chirurgien est obligé de faire quelques concessions à cet égard, en permettant à son malade, quand les accidents ont diminué, de rester assis dans un fauteuil pendant le jour.

On peut éviter cet inconvénient de remuer le malade, alors même que l'opérateur a encore des inquiétudes sur le résultat de son opération, en le faisant coucher sur un lit à cadre brisé en trois compartiments, ce qui permet à l'opéré d'être alternativement couché ou assis, de prendre des bains de pieds, des lavements, et de satisfaire aux besoins naturels, sans qu'il soit obligé de faire le plus léger effort pour prendre ou conserver ces différentes positions.

Après le huitième ou dixième jour, il faut rendre peu à peu la lumière à l'appartement qu'occupe le malade; mais il faut mitiger son action, comme le dit M. Sichel, dont j'emprunte l'expression, car on ne l'y maintient pas impunément d'une manière absolue. On s'abstiendra surtout de la laisser arriver sur les yeux, dans une direction horizontale ou ascendante; on devra, au contraire, comme le conseille Weller (2), avoir soin qu'elle vienne d'une partie élevée de l'appartement.

---

(1) Will Roweley, *Disease of the eyes*, p. 32.
(2) Weller, *loco citato*, t. 2, p. 249.

Ce résultat peut être obtenu à l'aide d'un mécanisme particulier qui permet d'enrouler les toiles grises ou vertes qui bouchent les croisées, de haut en bas, et non de bas en haut.

Cependant un séjour trop prolongé du malade dans l'obscurité augmenterait la sensibilité de la rétine ; il faudrait ensuite un temps fort long pour accoutumer les yeux à la lumière. Il n'est pas rare, en effet, que les yeux qui ont été opérés de la cataracte, restent affectés d'une grande exaltation dans la sensibilité de la rétine, et d'un léger degré d'ophthalmie chronique ; il faut, dans ces cas, employer les mêmes moyens que dans l'ophthalmie en général (1).

Après le lever de tout appareil, le malade doit porter dans sa chambre, pendant quelque temps, un abat-jour de soie verte, et s'habituer peu à peu à regarder des objets volumineux.

Il arrive qu'à cette époque, en examinant l'œil, on s'aperçoit quelquefois, après l'opération par abaissement, que la pupille n'est pas parfaitement nette ; le cristallin surtout, quand l'ouverture pupillaire est dilatée, occupe inférieurement une petite partie de son diamètre, ou bien quelques lambeaux flottants de la capsule cristalline empêchent les rayons lumineux de pénétrer dans l'œil. Après l'extraction, il n'est pas très-rare de voir, dans la chambre antérieure de l'œil, quelques débris du cristallin, ou une petite quantité d'humeur plastique, s'il y a eu une ophthalmie très-violente à combattre.

Mais ces complications ont en général peu d'importance ; habituellement ces différentes parties sont absorbées au bout d'un certain temps, et sans qu'il soit nécessaire d'avoir recours pour les débris du cristallin dans la chambre antérieure, d'évacuer l'humeur aqueuse, comme le conseille le docteur Werneck et après lui

(1) J. Cloquet, Dict. en 21 vol., p. 403.

Weller. Il est très-rare aussi qu'il faille, après l'entière disparition de tous les accidents inflammatoires, mettre en usage une médication résolutive qui a ordinairement pour base des topiques stimulants de l'œil.

Enfin l'état du malade étant satisfaisant, on peut lui permettre sa première sortie, qui ne devra avoir lieu qu'après le coucher du soleil, pour habituer de nouveau les yeux à l'impression de la lumière et de l'air frais.

Quelquefois, comme l'a remarqué Beer, le malade, par l'effet du grand air se trouve complétement aveugle; mais ce phénomène, dont il est bon de le prévenir, est de courte durée. Inutile de dire que l'opéré doit conserver dans ses promenades sont abat-jour en taffetas vert.

L'emploi des conserves peut être permis quelquefois, pour diminuer la sensation qu'éprouvent alors les malades sur les yeux. Mais, en général, pour ne pas perdre tous les bénéfices de l'opération la plus heureuse, il ne faut se servir de lunettes à cataracte que deux ou trois mois au moins après l'opération; on commencera d'abord par des verres faibles destinés à voir de loin; peu à peu le malade prendra des numéros plus forts, à l'aide desquels il pourra écrire.

Les détails dans lesquels je suis entré sur l'importance des soins qui doivent précéder et de ceux qui doivent suivre l'opération de la cataracte, pourront paraître un peu longs et minutieux; cependant il est bien des choses que je n'ai pu indiquer et que la pratique apprend seule.

Combien d'opérations n'échouent-elles pas, en effet, malgré l'habileté du chirurgien, par l'oubli de quelques préceptes que l'on n'est trop souvent porté à considérer comme oiseux, a dit judicieusement M. Carron du Willards, que parce qu'il est de petites précautions que l'on ne prend qu'après avoir été guidé par sa propre expérience.

D'ailleurs, quand on réfléchit à l'importance des fonctions oculaires, à leurs résultats sur l'économie, à leur influence sur le moral, on ne saurait trop s'appliquer à assurer par tous les moyens possibles le succès d'une opération qui doit rendre, pour ainsi dire, la moitié de l'existence à celui qui est privé de la lumière.

Quoique les sujets opérés de la cataracte ne recouvrent jamais la vue dans l'état de perfection qu'elle offrait avant la maladie, il n'en est pas moins vrai que, lorsque l'opération de la cataracte a été faite dans des circonstances favorables, précédée et suivie de soins bien compris, soit par abaissement, soit par extraction, la vue est rétablie chez le plus grand nombre pour de longues années et même jusqu'à la fin de leurs jours.

Ne vaut-il pas mieux, pour acquérir un si grand bien, pécher par excès que par défaut de précautions.

Si, d'un autre côté, on trouve encore aujourd'hui tant d'indécisions, de préjugés et d'opinions différentes sur l'ophthalmologie, il faut le dire, c'est parce que, comme certaines branches importantes de l'art de guérir, on l'a trop isolée des autres parties de la science.

OBSERVATION PREMIÈRE.

Sexe féminin; 72 ans; cataractes des deux yeux très-prononcées, d'un gris blanc assez uniforme et surtout apparent dans l'œil gauche, où le champ de la pupille présente une couleur grise plus mate; disposition aux congestions sanguines vers la tête, avec diathèse érysipélateuse; opération de l'œil gauche précédée d'un traitement préservatif énergique; guérison prompte.

Madame Villemain, aubergiste, rue Saint-Clément, à Nantes, d'un tempérament bilioso-sanguin, adonnée aux boissons alcooliques, fut prise d'un trouble dans la vision, à la suite de douleurs de tête violentes, pendant l'hiver de 1830. L'œil gauche fut atteint le plus fortement.

L'année précédente, un érysipèle avait eu lieu au visage et fut accompagné d'un embarras gastrique assez prononcé.

La vue s'affaiblit de plus en plus, et, en moins de deux mois; l'œil gauche était inutile à la malade, qui ne put bientôt voir les objets de l'autre œil que comme à travers un voile épais.

Lorsque M.me Villemain me consulta, fin de mars 1832, la cécité la plus complète existait depuis plus de vingt-mois. A cette époque, les deux yeux, assez volumineux, me parurent larmoyants; la grande lumière était difficilement supportée; le visage était rouge; la santé, du reste, paraissait satisfaisante. Mon premier soin, après avoir pris tous les renseignements nécessaires sur la santé antérieure de la malade, fut de proscrire l'usage d'une nourriture animale, et celui des boissons fermentées.

Les premières voies paraissaient embarrassées, il y avait constipation: j'eus recours d'abord à un vomitif; quelques doses d'un purgatif salin furent ensuite prescrites à quelques jours d'intervalle. Ces moyens ne me paraissant pas avoir dégagé complétement la tête, une saignée de pied fut pratiquée et suivie d'une application de sangsues au siége; la malade était, d'un autre côté, soumise aux boissons rafraîchissantes et prenait de fréquents bains de pieds sinapisés.

Le 23 mai, après avoir instillé dans l'œil gauche une ou deux gouttes d'une solution d'extrait de belladone concentré, je pratiquai l'opération par abaissement, assisté de mon confrère le docteur Hélie, c'est-à-dire, après deux mois de préparations, pour prévenir l'inflammation traumatique, le retour de l'érysipèle et de la céphalée.

Cette opération de cataracte, la première que je fisse, n'a rien offert de remarquable. Seulement je procédai avec beaucoup de douceur et de circonspection une fois la pointe de l'aiguille implantée dans la sclérotique, à 3 millimètres 1[2 de la cornée. La capsule du cristallin ne fut déchirée en plusieurs directions que dans l'étendue habituelle de l'ouverture pupillaire, dans la crainte de blesser l'iris, comme le conseille Saunders ; ensuite la lentille cristalline fut abaissée à deux reprises avec la concavité de l'aiguille de Scarpa, en élevant le manche de l'instrument.

La malade accusa de suite une grande lumière, et me vit le visage ; mais immédiatement la paupière supérieure fut abaissée, les volets de la fenêtre poussés, afin de ne laisser qu'un jour suffisant dans la chambre pour permettre de procéder au pansement. Celui-ci fut fort simple : une compresse de linge fin et imbibée d'eau fraîche, placée sur l'œil, y était retenue par un bandeau léger tombant jusqu'au nez et fixé au serre-tête.

La malade fut reconduite et placée ensuite dans son lit, la tête élevée, sans qu'elle eût éprouvé la plus légère secousse.

Je recommandai une diète complète, l'usage d'une limonade, et j'insistai surtout sur l'application des compresses imbibées d'eau froide, renouvelées de trois en trois minutes, et sur une complète immobilité.

Trois heures après l'opération, une réaction générale assez vive ayant lieu, une saignée du bras de 450 grammes fut faite sans tarder ; et pour remplacer un bain de pieds, qu'il n'eût pas été possible de donner sans déranger la malade, de larges cataplasmes furent appliqués aux jambes, et les fomentations froides sur l'œil opéré, continuées à peu près toute la nuit.

Le 24 mai au matin, le pouls était moins élevé que la veille au soir ; la malade se trouvait bien ; cependant elle ressentait une légère cuisson dans l'œil, dont les paupières lui semblaient agglutinées.

Quelques lotions d'eau tiède, que je fis avec une éponge fine, suffirent pour les décoller et favoriser l'écoulement des larmes, qui fut suivi d'un bien-être de l'œil assez prononcé. Un léger purgatif salin ayant été administré le matin, une selle assez abondante eut lieu le soir, époque où les compresses imbibées d'eau froide furent incessamment renouvelées.

Le lendemain, quelques lotions d'eau de guimauve tiède furent faites sur l'œil opéré, en ne laissant pénétrer dans la chambre de la malade qu'une lumière très-faible, qu'on eût prise d'abord pour une obscurité complète. J'entr'ouvris ensuite très-légèrement les paupières pour les décoller, si elles l'eussent été, mais pas assez pour voir l'œil, que l'absence de céphalalgie et de douleur dans cet organe ne pouvait faire supposer enflammé.

Le 27 seulement, je m'assurai, avec toutes les précautions nécessaires, de l'état du globe oculaire, que je trouvai sans inflammation ; la conjonctive était à peine rosée vers l'angle externe, au voisinage de la petite plaie de la sclérotique ; l'angle interne de l'œil avait conservé sa couleur blanc nacré qui lui est naturelle.

A partir de cette époque, il fut permis à la malade, pour laisser échapper les larmes et le mucus de l'œil, d'entr'ouvrir de temps en temps les paupières, lorsqu'on changeait les compresses, qui furent continuées jusqu'au cinquième jour. Le régime devint moins sévère, un potage était pris soir et matin; mais on s'en tint là jusqu'au 2 juin, dixième jour de l'opération. M.me Villemain se levait depuis la veille, et put voir quelques objets environnants, malgré l'obscurité de sa chambre. Peu à peu on y laissa pénétrer la lumière, et la vision devint de plus en plus satisfaisante. L'œil opéré avait repris son brillant et sa vivacité. Notre malade, qui perdit son mari du choléra, le douzième jour de son opération, put continuer seule ses affaires : des verres à cataractes, de 12 centimètres de foyer, lui permettaient de lire le caractère cicéro.

Après trois années d'un nouveau mariage, elle succomba à un érysipèle de la tête enté sur une hépatite chronique.

Cette observation prouve l'importance des soins qui précèdent et de ceux qui suivent l'opération. Certes, si la diathèse érysipélateuse et les congestions sanguines vers la tête n'eussent pas été combattues, l'inflammation traumatique, par son intensité aurait bien pu faire perdre l'œil, surtout si cette inflammation avait pris le caractère érysipélateux.

Une autre remarque non moins importante, c'est la simultanéité de l'érysipèle de la tête et de l'hépatite; ce qui tendrait à prouver que les affections érysipélateuses de la face, comme on l'a avancé, marchent toujours de pair avec un dérangement dans le système de la veine porte et surtout dans le foie. De plus, cette observation semble confirmer l'opinion de M. le docteur Sichel, qui considère le trouble de la circulation veineuse abdominale comme une cause puissante de cataracte.

OBSERVATION IIe.

Sexe féminin ; 62 ans ; cataractes des deux yeux datant, sur l'œil gauche, de huit années, et sur le droit, de cinq ans ; tempérament sanguin prononcé, avec diathèse rhumatismale ; traitement préservatif et consécutif énergiques ; opération de l'œil droit, accompagnée du passage du cristallin dans la chambre antérieure ; rétablissement de la vision dans les deux yeux, après deux mois de traitement.

M.me Gaillard, de Monnière (Loire-Inférieure), d'une petite stature, mais forte et bien constituée, visage coloré, système veineux développé, pouls intermittent, phénomène assez fréquent chez les vieillards. La santé est bonne ; cependant, à certains intervalles, cette dame a éprouvé des douleurs rhumatismales très-vives à la tête et à l'abdomen.

Les deux yeux, examinés, laissent voir deux cataractes mûres ; la cécité est complète ; mais la malade distingue parfaitement le jour de l'obscurité, et l'ouverture pupillaire se resserre promptement à une lumière vive. L'œil gauche est cataracté depuis huit années, et le droit depuis cinq.

L'opération offrait donc des chances de succès chez M.me Gaillard ; mais l'âge de la malade, l'ancienneté des cataractes, et, plus encore, les douleurs rhumatismales auxquelles elle était sujette, ne manquaient pas de me donner des inquiétudes sur son résultat.

Nous n'avions pas affaire non plus à une cataracte locale qu'admettent certains auteurs, qualification qu'on ne peut assigner à la cataracte en général ; autrement il faudrait rayer du cadre nosologique des maladies des yeux, les ophthalmies ou cataractes syphilitiques, scrophuleuses, catarrhales, ou bien les cataractes spécifiques ou combinées, comme les appelle le docteur Sichel.

Notre malade fut d'abord soumise à un régime végétal, à l'usage de légers laxatifs, aux bains de pieds. Une première saignée de bras fut faite huit jours avant l'opération de l'œil gauche, que nous comptions faire par abaissement ; la veille au soir, une seconde saignée fut jugée nécessaire.

Le 10 octobre, assisté de mon confrère et ami Hélie, je pratiquai l'abaissement du cristallin gauche sans difficulté, après avoir préalablement dilaté la pupille par la belladone. La capsule cristalline fut déchirée dans une assez grande étendue.

Le soir du jour de l'opération, la réaction fut peu prononcée ; mais, le lendemain, des douleurs de tête assez intenses se manifestèrent avec de la fièvre, de manière à nécessiter une saignée du bras ; dans la soirée, la fièvre n'ayant pas diminué, la veine fut rouverte.

L'œil opéré, bassiné avec précaution à une très-faible lumière, fut recouvert d'une compresse de linge fin imbibée d'eau tiède où entraient quelques gouttes d'extrait de Saturne ; cette compresse était incessamment renouvelée. De larges cataplasmes enveloppaient les jambes ; un purgatif salin fut prescrit pour le jour suivant, au matin.

Le troisième jour de l'opération, j'examinai l'œil, qui paraissait gonflé à la malade, et le siége, à certains intervalles, d'élancements très-douloureux ; il était rouge, larmoyant, très-sensible à une lumière très-faible, et l'iris était contracté. J'insistai, en conséquence, sur les antiphlogistiques. Douze sangsues furent appliquées derrière les oreilles, en même temps que la diète et les boissons tempérantes étaient continuées.

La gravité de ces symptômes était de nature à compromettre grandement le succès de l'opération, et je croyais déjà l'œil perdu, lorsqu'il me vint à la pensée de provoquer une diaphorèse à l'aide d'une tisane sudorifique prise très-chaude, et d'une couverture de laine dont je fis envelopper les extrémités inférieures de la malade.

Ces moyens furent suivis d'une transpiration, qui amena du calme et la cessation des douleurs dans l'œil.

Le 16 octobre, 6.e jour de l'opération, M.me Gaillard se trouvait bien, l'inflammation de l'œil opéré étant terminée. On permit un potage, et le bouillon de poulet fut donné pour boisson.

Le 18, sans cause connue, de nouvelles douleurs se firent sentir à la tête et dans le globe oculaire, mais sans rougeur prononcée de cet organe. Alors, je prescrivis des fumigations émollientes et calmantes trois fois par jour, puis l'application de compresses de linge, bien sèches et bien chaudes, comme les conseille Beer.

Le 30, l'œil opéré était exempt de toute rougeur et avait recouvré sa vivacité, la pupille était parfaitement nette depuis quelques jours, la malade distinguait les objets environnants ; je procédai, en conséquence, à l'opération par abaissement de l'œil droit. Avant d'opérer, je fis la remarque que la pupille se trouvait plus fortement dilatée que de coutume, par quelques gouttes d'extrait de belladone qui avaient été instillées entre les paupières, depuis trois heures; des frictions faites sur l'œil à travers la paupière supérieure, et l'exposition de l'œil à une vive lumière, ne purent faire contracter l'iris et diminuer l'ouverture pupillaire. Or, voici ce qui est arrivé : après avoir enfoncé l'aiguille de Scarpa dans la sclérotique, à quatre millimètres environ de son union avec la cornée, après avoir déchiré la portion antérieure de la capsule cristalline, lorsque j'abaissai le cristallin avec la concavité de la pointe de l'instrument, et que son manche était dirigé en haut et en dedans, ce corps lenticulaire glissa par son bord inférieur, à travers l'ouverture de l'iris, dans la chambre antérieure de l'œil, où il prit une position presque verticale. Pour remédier à cet accident, dont je n'ai point rencontré d'exemple dans les auteurs, deux choses restaient à faire : essayer de ramener avec l'aiguille la lentille derrière l'iris, comme l'avait heureusement exécuté M. Dupuytren, à l'Hôtel-Dieu de Paris, chez un ancien militaire, dont la cataracte était passée d'elle-même spontanément dans la chambre antérieure de l'œil (1); ou bien inciser la cornée pour l'extraire ; je pris le premier parti.

L'instrument n'ayant point été retiré de l'œil, sa pointe fut portée à travers la pupille, immédiatement au-dessous de son diamètre supérieur, de manière à accrocher le bord le plus élevé de la lentille, pour l'abaisser, en le portant de devant en arrière, de telle sorte que la face antérieure du cristallin devint supérieure et horizontale. L'extrémité de l'instrument y restant implantée, je continuai à déprimer ce corps, dont la face postérieure devint antérieure. Jusque-là, tout s'était bien passé; mais les humeurs de l'œil s'étant troublées, je n'apercevais plus l'instru-

(1) Voyez Médecine Opératoire de Sabatier, édition Sanson et Bégin, t. IV, pages 166 et 167.

ment, que je retirai. Le doute où j'étais si l'abaissement était convenablement opéré, me fit ensuite le reporter de nouveau dans l'œil, à travers l'ouverture de la sclérotique, et je cherchai encore à déprimer le cristallin et à le retenir pendant quelques instants au-dessous de l'axe de la vision.

Ces manœuvres avaient beaucoup fatigué l'œil; on devait craindre des accidents inflammatoires, cependant il n'en fut rien; il n'y eut même point de réaction vers le soir, comme la première fois.

Le lendemain de l'opération, l'œil était un peu douloureux, mais la malade ne ressentait aucune douleur à la tête; il n'y avait pas d'accélération du pouls.

Les compresses imprégnées d'eau végéto-minérale faible et tiède fréquemment renouvelées, la diète et les boissons rafraîchissantes constituèrent tout le traitement.

Le troisième jour, à la lueur d'une bougie, je pus m'assurer qu'il y avait peu de rougeur dans l'œil; mais l'ouverture de la pupille était en grande partie obstruée par le cristallin, qui n'avait pas sans doute été complétement abaissé.

Aucun accident ne s'étant manifesté, on cessa bientôt l'usage de compresses humides; quelques aliments liquides furent prescrits et acceptés avec plaisir par la malade.

Un second examen de l'œil, plus prolongé que le précédent, me permit de m'assurer que le tiers de la pupille était libre, quoique latéralement la membrane du cristallin présentât deux lambeaux, entre lesquels se voyait une ouverture allongée occupée inférieurement par la lentille cristalline. De plus, on apercevait dans la chambre antérieure de l'œil, au-dessous de la pupille, un corps blanchâtre, qui paraissait être une partie du cristallin. Pour en favoriser l'absorption, j'eus recours avec avantage à l'application de petits sachets remplis de feuilles de plantes aromatiques, qui entretinrent une légère transpiration de la région orbitaire droite.

Le 12 novembre, madame Gaillard fut prise de douleurs nerveuses abdominales très-vives. Cette circonstance obligea la malade, qui se levait depuis deux jours seulement, à garder le lit ; une tisane de douce-amère et quelques antispasmodiques suffirent pour combattre cet accident, qui n'eut point de retentissement fâcheux sur les yeux.

Huit jours après, c'est-à-dire le vingtième jour de la seconde opération, l'œil droit était dans un état satisfaisant : le corps étranger qui séjournait dans sa chambre antérieure était à peu près complétement absorbé, le cristallin et sa membrane n'étaient visibles que lorsque la pupille était dilatée. Dans l'œil gauche, le premier opéré, la vision était aussi complète que possible ; des objets de petites dimensions pouvaient être distingués par la malade, qui, deux mois après, voyait lire avec des verres à cataracte, de quatorze centimètres de foyer.

Cette observation, comme la précédente, démontre l'utilité des soins avant et après l'opération. Les antiphlogistiques ont été sans doute poussés fort loin, pour une malade qui était dans sa soixante-deuxième année, et cependant l'inflammation de l'œil le premier opéré a été sur le point de compromettre la vision. Si l'on eût opéré les deux yeux dans la même séance, il est à croire, à plus forte raison, qu'une inflammation plus violente aurait fait perdre tout espoir de guérison. On peut dire aussi, que si l'existence de la diathèse rhumatismale était passée inaperçue, les antiphlogistiques seraient restés impuissants pour combattre les accidents consécutifs. Cette observation démontre encore que le procédé que j'ai suivi pour faire passer le cristallin de la chambre antérieure de l'œil, où il s'était logé accidentellement, derrière l'iris, peut être suivi de succès, et qu'on doit en essayer avant de recourir à l'ouverture de la cornée, opération toujours grave. Il est du reste une modification de l'opération pratiquée par M. Dupuytren en 1822, et dont j'ai dit un mot, autrement une véritable réclinaison, méthode déjà ancienne, inventée par Wilbourg, qui a trouvé ici une application nouvelle. Enfin je terminerai ces réflexions en faisant remarquer, que si la seconde opération, beaucoup plus compliquée que de coutume, n'a pas été suivie d'inflammation, comme celle plus simple pratiquée sur l'œil gauche, cela tient évidemment à ce que la malade se trouvait alors favorablement disposée par la médication énergique qu'elle avait déjà subie à quelques jours d'intervalle, ce qui prouve encore mieux la nécessité de faire toujours suivre un traitement convenable avant d'opérer.

OBSERVATION IIIe.

Sexe féminin; 64 ans; tempérament nerveux; constitution faible; cataractes doubles; yeux petits, enfoncés; vomissements après chaque opération; retentissement des accidents qui ont suivi l'opération de l'œil droit, sur le gauche, le premier opéré avec succès; rétablissement de la vision.

Madame veuve Benoist, de la Vendée, âgée de 64 ans, grande, faible, habituellement souffrante et d'un tempérament nerveux, est atteinte d'une cécité complète, depuis neuf mois, de l'œil gauche, et, depuis près de deux ans, de l'autre œil. Les yeux, examinés avec attention, sont petits, enfoncés, très-mobiles, et présentent deux cataractes cristallines; l'iris est peu impressionnable à l'action de la lumière, de l'œil droit, et se contracte moins bien que dans l'œil gauche; aussi la malade distingue-t-elle faiblement de ce côté le passage de l'obscurité au grand jour.

La cause de ces cataractes peut être attribuée à des peines morales très-vives, et au travail prolongé à une très-faible lumière.

La constitution étant détériorée, je prescrivis quelques bouillons succulents, une bonne alimentation. Après 25 jours de ce régime, la santé devint meilleure ; quelques laxatifs, avec des pédiluves et des antispasmodiques, achevèrent de la préparer à l'opération, qui eut lieu par abaissement de l'œil gauche, le 16 octobre 1832, en présence de mon confrère Hélie.

Cette opération n'offrit rien de remarquable ; seulement la dilation de la pupille, produite par la belladone, me fit reconnaître une cataracte d'un petit volume, qui fut abaissée sans violence, et l'iris ne fut point blessé. La malade était couchée depuis deux heures, lorsque des vomissements survinrent et occasionnèrent des douleurs assez vives dans l'œil opéré, et de la céphalalgie. La potion anti-émétique de Rivière et quelques antispasmodiques qui ne furent point rejetés par les vomissements, calmèrent ces accidents consécutifs. Cependant, dans la soirée, les douleurs de tête étant revenues avec une nouvelle intensité, une saignée de bras de trois cent grammes fut pratiquée. La nuit se passa bien, les douleurs nerveuses ne se firent plus sentir qu'à de longs intervalles.

Le 18, l'œil opéré n'offrait aucune trace d'inflammation : bouillon de poulet, soupe. Les jours suivants, la malade continuant d'aller bien, on permit quelques nouveaux aliments, on laissa pénétrer progressivement la lumière dans sa chambre.

Le 1.er novembre, la vision étant rétablie dans l'œil gauche, je procédai à l'opération de l'autre œil. Elle fut peu douloureuse : l'atrophie du cristallin était plus prononcée qu'à gauche ; sa dépression, très-facile, ne laissa voir que faiblement le grand jour ; mon pronostic fut peu favorable, je craignais l'amaurose.

Dans la soirée, des vomissements, que j'avais cherché à prévenir par une potion calmante, eurent lieu cependant, mais beaucoup moins fréquents qu'à la première opération; néanmoins, l'œil opéré en ressentit de fâcheuses secousses. Le lendemain, il était douloureux et le siége d'élancements. J'insistai en conséquence sur les fomentations d'eau froide ; la compresse de linge fin fut fréquemment renouvelée; je pratiquai une saignée de pied; il ne vint qu'une petite quantité de sang, évaluée à cent grammes.

Le troisième jour, les élancements continuaient d'avoir lieu dans l'œil, la conjonctive était très-enflammée, les bords des paupières étaient chassieux, il y avait de la fièvre. Douze sangsues furent appliquées derrière l'oreille droite; l'application de l'eau froide continuée, ainsi que les antispasmodiques.

Le 4 novembre, des douleurs assez vives se firent sentir dans l'œil gauche et continuèrent plusieurs jours avec les symptômes d'une conjonctivite légère. La continuation des moyens précédents, sauf les sangsues; l'usage des bains de pieds sinapisés, celui des frictions d'onguent mercuriel double combiné avec partie égale d'extrait de belladone autour de l'orbite, parvinrent enfin à faire céder ces accidents.

Le 12 novembre, M.me Benoist était dans un état assez satisfaisant; ses yeux, un peu douloureux, n'offraient cependant aucune trace d'ophthalmie. La vision resta quelques jours plus faible dans l'œil droit qu'elle ne l'était avant l'opération de l'œil gauche. Cependant quelques semaines suffirent pour la fortifier et la rendre meilleure que dans ce dernier œil, qui n'eût pu à lui seul que permettre à la malade de se conduire, tandis que, de l'œil gauche, elle pouvait distinguer des objets de peu de volume.

La malade qui fait le sujet de cette observation, peut être considérée comme le type du tempérament nerveux enté sur une constitution faible, débile, et dans un état voisin de l'hypochondrie. C'était donc l'occasion d'appliquer le précepte du célèbre médecin français, Scarpa, qui conseille de préparer ces sortes de malades à l'opération de la cataracte, par un régime fortifiant et quelques antispasmodiques.

Les accidents qui ont suivi chaque opération, prouvent qu'une médication différente, par exemple l'emploi des antiphlogistiques répétés, n'aurait pas été d'une application heureuse : car, des symptômes nerveux existant avant qu'il y eût des signes d'inflammation, on se serait, par conséquent, exposé ainsi à entretenir les accidents nerveux tout en affaiblissant davantage la constitution de la malade.

OBSERVATION IVe.

Sexe féminin ; 72 ans ; cataracte double ; yeux saillants ; conjonctive parcourue par de nombreux vaisseaux ; tempérament sanguin prononcé ; opération par extraction de l'œil gauche, suivie de symptômes inflammatoires très-graves ; opération par abaissement de l'œil droit, suivie du rétablissement de la vision.

M.me Météraux, de Sainte-Luce (Loire-Inférieure), d'un tempérament sanguin prononcé, ayant l'habitude de se faire saigner chaque année, est atteinte d'une cataracte double. Ses yeux sont saillants, parcourus par de nombreux vaisseaux veineux ; la sclérotique est d'une couleur bleuâtre ; un dépôt abondant de piguement noir existe sur la face postérieure de l'iris ; le visage est rouge, animé ; il existe de la céphalée : en un mot, cette malade présente tous les symptômes d'une pléthore cérébrale et oculaire.

Dès son arrivée à Nantes ; deux saignées de bras sont pratiquées à quelques jours d'intervalle, régime végétal, petit-lait à la crême de tartre, léger purgatif, un pédiluve sinapisé chaque soir. Après quinze jours de ce traitement préservatif de l'inflammation, la congestion de la tête et des yeux n'existant plus, je procède à l'opération par extraction de l'œil gauche, le 26 novembre 1832, assisté de mes confrères Hélie et Allard.

La pupille ayant été préalablement dilatée par la belladone, la malade assise sur une chaise basse, la paupière supérieure soulevée par les doigts d'un aide, la pointe du couteau de Richeter est enfoncée perpendiculairement dans la partie supérieure et un peu externe de la cornée, à un millimètre de la sclérotique, puis le manche de l'instrument est porté obliquement en haut et en arrière, dans le plan de l'iris; la pointe de l'instrument, arrivée à l'autre côté de la cornée, y pénètre à la même distance de la sclérotique que celle à laquelle elle était d'abord entrée, puis j'achève l'incision de la cornée lorsque la malade vient à porter la tête en arrière, ce qui fait que le lambeau est un peu anguleux; enfin la capsule cristalline, ouverte avec une aiguille à cataracte, laisse échapper le cristallin, et aussitôt la vision est rétablie.

Le pansement à plat et sans bandelette agglutinative a lieu ensuite, et la malade est couchée avec toutes les précautions d'usage.

Jusqu'au troisième jour, M.me Météraux va bien; alors seulement, une légère douleur survient et annonce un travail inflammatoire nécessaire à l'adhésion des bords de la plaie de la cornée. Du 29 novembre au 4 décembre, aucun accident; le lambeau cornéal est adhérent, l'œil est brillant, seulement un peu sensible à la lumière, la malade peut voir des objets volumineux. Le 6 décembre, 12.me jour de l'opération, l'œil opéré est douloureux, il y a céphalalgie; je m'informe quelle peut être la cause de cet accident, et j'apprends que des aliments indigestes pris en assez grande quantité ont produit une indigestion avec déjections alvines fréquentes, mais sans vomissement. Le soir du même jour, les douleurs de tête sont plus fortes; on applique dix sangsues derrière les oreilles; la diète et le repos le plus absolu de l'œil sont prescrits, ainsi que les compresses imbibées d'eau froide, souvent renouvelées. Le 7, l'inflammation fait de rapides progrès; des ventouses scarifiées sont appliquées derrière le cou, pendant que la malade a les pieds dans de l'eau chaude sinapisée. Le 9, la tension de l'œil est considérable ; la cicatrice de la cornée est soulevée par l'humeur aqueuse accumulée dans la chambre antérieure, et paraît devoir céder vers le centre, où elle présente une saillie plus grande, sorte de hernie des lamelles de la cornée que Beer nomme cératocèle. En effet, dans la nuit, l'humeur aqueuse se fait jour au dehors, la malade en éprouve beaucoup de soulagement et paraît plus docile ; l'œil pansé avec soin, on recommande la plus grande tranquillité, pour favoriser la formation d'une cicatrice qui ne pouvait manquer d'offrir une tache blanchâtre permanente. Malheureusement, les accidents ne se bornent pas là : l'inflammation s'aggrave, bientôt l'humeur plastique vient produire l'occlusion de la pupille, malgré l'emploi des révulsifs de la peau, du tube intestinal et les frictions mercurielles belladonisées.

Le 24 décembre, il n'existe aucune trace d'inflammation ; la santé de la malade est rétablie. En conséquence, j'opère l'autre œil, et fais choix de l'abaissement, comme le conseillent, dans ces circonstances, Adam Schmidt et Weller, cette méthode exposant moins, disent-ils, aux accidents inflammatoires, et réussissant dans la plupart des cas (1).

Cette opération, pratiquée avec l'assistance de mon neveu et confrère Goupilleau, n'offre rien de particulier. Le cristallin abaissé, la malade aperçoit une vive lumière ; le pansement est très-simple, comme dans les précédentes observations ; la malade étant affaiblie par les antiphlogistiques déjà employés, je me contente de recourir à la diète et au repos le plus absolu.

Le 25 et le 26, aucun accident.

Le 27, l'œil, examiné, est dans un parfait état ; deux soupes, bouillon de poulet.

---

(1) Voyez Weller, son Traité des Maladies des Yeux, t. I.er, pag. 296 et 343 ; et Adam Schmidt, son Opuscule sur la Cataracte secondaire et l'Iritis.

Les jours suivants, la vision est rétablie : seulement, quelques légers élancements se font sentir, à de longs intervalles, dans l'autre œil ; la malade distingue la couleur des vêtements des personnes qui viennent la voir, ainsi que les objets qui l'environnent.

Réflexions. — Les antiphlogistiques mis en usage pour prévenir et combattre l'inflammation de l'œil gauche, le premier opéré, ont contribué évidemment au succès de l'opération de l'autre œil ; on ne peut nier, par conséquent, leur utilité, d'ailleurs suffisamment démontrée chez M.mes Villemain et Gaillard. Les accidents qui ont suivi une indigestion chez cette malade, prouveraient encore, si cela était nécessaire, l'étroite sympathie de l'estomac avec le globe oculaire.

OBSERVATION Ve.

Sexe féminin ; 60 ans ; cataracte double ; yeux petits, enfoncés ; constitution faible, tempérament nerveux ; suppression d'un flux hémorrhoïdal ancien, coïncidant avec le commencement de la cataracte, et une surdité qui semble héréditaire ; opération de l'œil gauche, suivie d'une iritis combattue par les mercuriaux ; rétablissement complet de la vision dans l'autre œil.

Mademoiselle Lonaty, de Nantes, dame de charité de la 10.me section, très-impressionnable et d'une constitution très-faible, fut prise, vers l'époque critique, d'un flux de sang hémorrhoïdal très-abondant. Cette évacuation, qui prit les années suivantes un caractère de périodicité, semblait entretenir la santé, qui, jusque-là, avait été assez bonne.

Lorsque, pendant l'hiver de 1834, à la suite de plusieurs courses très-longues faites pendant des pluies abondantes, les hémorrhoïdes cessèrent de couler. A dater de cette époque, cette demoiselle devint d'une plus grande susceptibilité nerveuse; le sang se portait à la tête avec la plus grande facilité, par exemple, à l'occasion d'un travail à l'aiguille ou d'une lecture qui nécessitait quelque application: l'ouïe ne tarda pas alors à devenir plus dure, et la santé plus faible.

La vue, qui jusque-là avait été bonne, s'affaiblit sensiblement; la malade, qui ne se servait que très-rarement de conserves, fut obligée de faire usage de lunettes de numéro en numéro plus fort.

Lorsque je fus consulté, la cécité était presque complète, surtout de l'œil droit; il y avait peu d'espoir de faire recouvrer la vision, les cataractes étaient trop avancées; cependant je tentai quelques moyens, persuadé qu'ils prépareraient favorablement la malade à l'opération.

Dans ce double but, deux applications de sangsues furent faites au siége, à huit jours de distance; une cautérisation à l'occiput, avec la pommade ammoniacale, fut entretenue pendant un mois, sans avantage marqué pour la vue, qui diminuait toujours; enfin la malade étant décidée à l'opération, se fit transporter, pour être plus tranquille, à la communauté des Incurables, où je l'opérai d'abord de l'œil droit, assisté de mon confrère Hélie, le 5 avril 1835. Dans la soirée, il y eut une réaction assez vive, avec un mouvement fébrile assez marqué: saignée de pied, potion calmante. Le 7, les lotions de guimauve avec une éponge fine sur l'œil, que j'avais ordonnées la veille, n'ayant pas été faites avec précaution par la garde, déterminèrent des douleurs oculaires, au dire de la malade: application de 8 sangsues aux jambes, cataplasmes aux pieds, légers antispasmodiques. Le 8 et le 9, continuation des accidents: la douleur de l'œil est poignante et profonde, la pupille est très-resserrée, irrégulière et immobile; on ne peut plus douter de l'existence d'une iritis: saignée du bras de 360 grammes, frictions avec l'onguent mercuriel et l'extrait de belladone sur la région orbitaire, bain de pieds sinapisé, trois centigrammes de calomélas associés à un décigramme de magnésie calcinée et à 1 centigramme d'opium, diète, boisson rafraîchissante. Le 10, le 11 et le 12, continuation des frictions mercurielles belladonisées, jusqu'à la dose de huit grammes par 24 heures, trois prises de calomel dans la journée.

Sous l'influence de cette médication, l'inflammation de l'iris cède complétement; mais la malade distingue mal la lumière d'une bougie, qui lui semble entourée d'une aréole rouge.

Le 20 avril, je pratique l'opération de l'œil gauche par abaissement, M.lle Lonaty étant parfaitement guérie de la première. Deux heures après, je fais une saignée de bras de 180 grammes, pour prévenir l'inflammation. L'œil opéré n'étant recouvert que d'une compresse de linge fin et d'un bandeau de deux doubles, je fais faire de fréquentes lotions d'eau de guimauve froide à travers ce petit bandage; et j'applique des ventouses sèches aux jambes.

Le lendemain de l'opération, l'œil n'est point douloureux: même traitement que la veille, la saignée exceptée, puis on ajoute à l'eau de veau quelques grammes de sulfate de magnésie.

Le 23, l'œil opéré n'offre pas la plus légère trace d'inflammation: on cesse les fomentations froides, qui sont remplacées par des frictions avec l'extrait de belladone sur les paupières; bouillon de poulet, une soupe.

Les jours suivants, l'état de l'œil ne laisse rien à désirer; à chaque examen que j'en fais, la malade s'aperçoit qu'elle y voit mieux: les aliments sont donnés en plus grande quantité.

Le 30 avril, M.lle Lonaty distingue les objets qui sont sur la cheminée de sa chambre, sa santé s'améliore d'une manière notable, mais la surdité n'a pas diminué; sa gaieté habituelle, avant la suppression du flux hémorrhoïdal, lui revient; elle peut reconnaître la véritable couleur des corps qu'on lui présente, et bientôt après notre malade put lire et écrire avec des lunettes à cataracte, de 12 centimètres de foyer.

Cette observation est surtout remarquable au point de vue étiologique: car il est incontestable que la cause de la cataracte est due ici à la suppression d'une hémorragie habituelle qui a déterminé une congestion cérébrale et oculaire, congestion qui a une telle influence sur la formation de cette maladie, qu'on peut dire que toutes les causes de la cataracte sont de nature à congestionner le cerveau et le globe de l'œil. De plus, il est à noter que le développement de la cataracte s'y trouve lié avec un état général de la malade très-fâcheux, et qu'aussitôt la vision rétablie, la santé s'est trouvée sensiblement améliorée, ce qui prouverait que la cataracte n'est point une affection locale.

Les avantages des mercuriaux dans le traitement de l'iritis, celui de ne pratiquer l'opération que sur un seul œil à la fois, les moyens employés pour préparer le succès de la première opération ou pour combattre les accidents consécutifs, pouvant assurer, en quelque sorte, le second œil opéré de la guérison, sont encore des conclusions qu'on peut tirer de ce fait pratique.

OBSERVATION VI.e

(*Recueillie à la Maison de Santé de Beaulieu*).

Sexe masculin; 63 ans; tempérament bilioso-nerveux; cataractes des deux yeux, d'une couleur verdâtre; disposition aux congestions sanguines vers la tête; trouble des fonctions digestives; traitement curatif de la cataracte, et à la fois préservatif de l'inflammation; emploi de la ventouse du docteur Junod; opération des deux yeux par abaissement, avec rétablissement de la vision dans chaque œil.

M. Foucaud-Labrosse, négociant à Nantes, d'un tempérament bilioso-nerveux, sujet aux fluxions dentaires, avait pris l'habitude de se couvrir la tête d'un bonnet de laine fort épais, et de s'envelopper le cou, pendant la nuit, de plusieurs cravates. Cet usage, les travaux de cabinet prolongés assez avant dans la nuit, et une grande contention d'esprit, déterminèrent, à la fin de l'année 1841, des congestions vers la tête, avec affaiblissement de la vision. Consulté à cette époque, je trouvai les yeux dans l'état suivant : le globe oculaire est volumineux, brillant, presque doué de sa vivacité normale; l'œil droit présente cependant une couleur verdâtre au centre de la pupille et assez loin derrière cette ouverture ; l'autre œil, examiné avec attention, présente à peine une très-légère trace de cette même altération.

Le malade voit bien se conduire, mais distingue moins

bien les objets à une grande lumière ; ils lui paraissent alors comme entourés d'un léger nuage qui se dissipe au bout de quelques instants, et surtout lorsqu'il tourne le dos au jour.

La pupille a conservé, du reste, sa mobilité et son étendue ordinaires.

Ces caractères d'une cataracte commençante pouvaient faire craindre que la coloration verdâtre du cristallin, ressemblant au glaucome, ne pût amener la complication de cette dernière maladie. Je proposai, en conséquence, à M. Foucaud, qui était très-vivement affligé de sa position, et dont les fonctions digestives se faisaient mal, de tenter un traitement curatif, lui faisant observer que ce serait le plus sûr moyen de se préparer à l'opération et d'éviter les accidents consécutifs et surtout l'inflammation, qui en compromet si souvent le succès ; ma proposition fut acceptée.

Un régime végétal fut d'abord suivi : les épices, dont on faisait un grand usage, furent en grande partie abandonnées, la constipation combattue par des boissons rafraîchissantes, des lavements et un verre d'eau de Sedlitz pris chaque matin.

Les congestions sanguines vers la tête cédèrent aussi à plusieurs applications de sangsues au siége, à un exercice modéré, au repos de l'esprit et à l'usage d'une coiffure plus légère ; le bonnet de laine et les cravates furent successivement mis de côté ; l'oreiller de crin remplaça même celui de plumes.

Un peu plus tard, je fis placer un large vésicatoire derrière le cou, et faire des frictions mercurielles avec un sixième d'extrait de belladone sur la région orbitaire et sur le front, trois et quatre fois par jour ; la quantité de mercure pour chaque friction était de 3 à 6 décigrammes ; le calomélas fut administré en même temps, à doses fractionnées, avec quelque peu d'opium ; enfin, la grande ventouse du docteur Junod, appliquée 12 à 15 fois, rendit la circulation plus uniforme ; la tête se trouva entièrement débarrassée, et la santé devint fort bonne.

Quoi qu'il en soit, les progrès de la cataracte devenaient sensibles pour le malade et sa famille. L'œil gauche ne tarda pas à se voiler de plus en plus, du centre à la circonférence; les objets situés en face ne pouvaient plus être aperçus, et ceux de côté l'étaient à peine. Notre malade marchait donc à grands pas vers la cécité complète; mais nous eûmes la satisfaction de voir la cataracte se former sur chaque œil sans la complication que nous craignions d'abord. La couleur verdâtre de la pupille fit place, en effet, à une cataracte d'un gris foncé à la circonférence, et d'un gris plus clair au centre. D'un autre côté, l'ouverture pupillaire avait conservé toute sa mobilité, et la rétine toute sa sensibilité normale. Il n'y avait donc d'espoir que dans l'opération, qui était très-désirée; en conséquence, M. Foucaud entra à ma maison de santé, le 1.er mai 1842.

Pendant les 15 premiers jours, on continua le régime, l'usage des bains de pieds sinapisés; on entretint le vésicatoire sur le cou, et la liberté du ventre par quelques laxatifs; enfin le malade prit plusieurs grands bains. Le 16 mai, assisté de mes confrères Allard et Hélie, je pratiquai l'opération par abaissement sur l'œil gauche, après avoir fait, deux heures avant d'opérer, une saignée de bras de 420 grammes, et produit la dilatation de la pupille par l'instillation dans l'œil de quelques gouttes d'extrait de belladone.

L'abaissement du cristallin, après la déchirure en plusieurs sens de sa membrane, eut lieu sans difficulté, le pansement fait, comme dans les précédentes observations, avec une simple compresse imbibée d'eau fraîche et un bandeau; le malade ayant été opéré assis, comme d'habitude, fut conduit à son lit et couché la tête élevée, sans que la plus légère secousse lui eût été imprimée.

Je recommandai ensuite le repos le plus absolu; les fomentations d'eau froide furent faites de 5 minutes en 5 minutes, et une obscurité à peu près complète conservée dans la chambre, qui était maintenue dans une température douce de 18 degrés Réaumur.

Deux heures après l'opération, aucune douleur ne s'était fait sentir dans l'œil opéré ; dans la soirée, il en fut de même, quoiqu'il y eût un peu de réaction, mais sans accélération prononcée du pouls. La nuit se passa bien, les fomentations continuées avec peu d'interruption ; cependant, le malade eut plusieurs heures de sommeil.

Le lendemain, 17 mai, absence de douleurs, boisson rafraîchissante, diète ; je décolle le bord des paupières, un peu chassieux, avec de l'eau de guimauve tiède, à une très-faible lumière, et sans ouvrir l'œil. Le soir, le malade ne souffre pas ; seulement il croit à la présence d'un corps étranger dans l'œil ; cette sensation cesse promptement, sous l'influence des fomentations froides répétées incessamment ; je fais prendre un verre d'eau de Sedlitz, à 48 grammes.

Le 18, l'œil, examiné avec précaution, ne laisse voir qu'une rougeur conjonctivale légère vers son petit angle, autour de la piqûre de l'aiguille : bouillon de poulet, quelques cuillerées de potage. Les jours suivants, le régime est moins sévère, les fomentations froides, qui sont agréables au malade, sont continuées jusqu'au 21, époque où il commence à passer quelques heures dans un fauteuil. Le 25, M. Foucaud distingue les objets qui l'environnent, on laisse pénétrer plus de lumière dans sa chambre.

Le 2 juin, après quelques pédiluves sinapisés, deux bains entiers, l'abstinence de viande depuis plusieurs jours et l'usage de quelques boissons rafraîchissantes, je fais l'abaissement de la cataracte de l'œil droit. Le pansement, les soins consécutifs, et toutes les précautions prises après cette seconde opération, furent les mêmes qu'après la première. Il y eut aussi absence de douleur, d'inflammation, et la vision était rétablie dans cet œil, comme dans le gauche, le neuvième jour.

Le malade pouvait indiquer le volume des corps qu'on lui présentait, et faire très-bien la différence des couleurs.

Les premières sorties eurent lieu avec des conserves et une visière verte ; plus tard, on fit usage de verres à cataracte très-faibles, destinés à voir de loin. Ce n'est que vers le troisième et le quatrième mois que M. Foucaud se servit habituellement de numéros plus forts, avec lesquels il peut aujourd'hui lire et écrire.

Cette observation, comme toutes celles qui précèdent, fait ressortir toute l'importance des soins qui doivent être donnés avant et après l'opération de la cataracte, et combien est grande leur influence sur la guérison. On ne saurait mettre en doute, en effet, que quelle que soit l'habileté du chirurgien, il faut s'attendre à de nombreux insuccès, si l'on ne tient compte ni des conditions hygiéniques, ni de la constitution médicale régnante, de la diathèse à laquelle le malade se trouve soumis, de sa constitution, de son tempérament; en un mot, si le traitement est purement chirurgical.

Convenir d'ailleurs du précepte, c'est quelque chose; mais le difficile est d'en faire une application judicieuse.

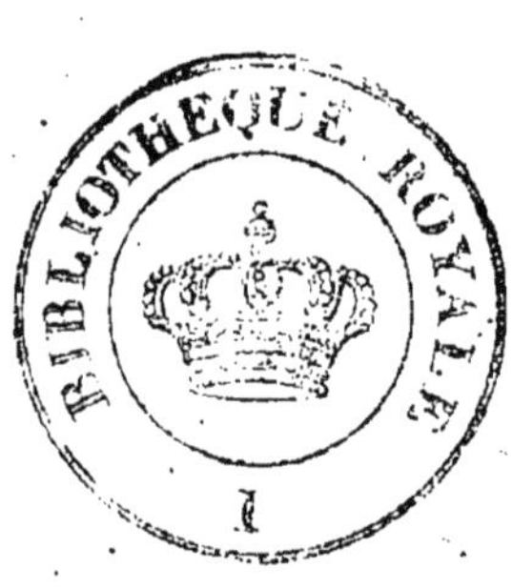

NANTES, IMPRIMERIE DE CAMILLE MELLINET. — 36,530.

www.ingramcontent.com/pod-product-compliance
Ingram Content Group UK Ltd.
Pitfield, Milton Keynes, MK11 3LW, UK
UKHW022128170726
13837UKWH00003B/1430

9 782329 163505